Die Entstehung der menschlichen Lungenphthise

Von

Privatdozent **Dr. A. Bacmeister**
Assistent der medizinischen Universitätsklinik zu Freiburg i. Br.

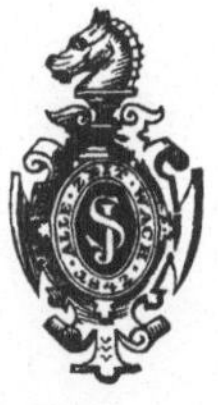

Berlin
Verlag von Julius Springer
1914

ISBN 978-3-642-50592-8   ISBN 978-3-642-50902-5 (eBook)
DOI 10.1007/978-3-642-50902-5

Vorwort.

In dem 12. Bande der Ergebnisse der inneren Medizin und
der Kinderheilkunde bin ich der mir gestellten Aufgabe nach-
gekommen, das Wesen und den Gang der tuberkulösen Infektion bei der Entstehung der menschlichen Lungenphthise
nach dem Stande unseres heutigen Wissens zu schildern. Mit
der Darstellung der Herkunft der Tuberkelbacillen, die für die
Auslösung der menschlichen Schwindsucht in Frage kommen.
der Eintrittspforten und des Weges bis zur Lokalisation in der
Lungenspitze ist nur der eine Faktor, die bakterielle Ursache
der Krankheit berücksichtigt. Ebenso wichtig, ebenso notwendig für die Genese der Phthise sind die inneren Krankheitsursachen, das individuelle Verhalten des Organismus, von dem
es abhängt, ob die eingedrungenen Bacillen die Krankheit auslösen können oder nicht. In der vorliegenden Abhandlung
sind nun beide Komponenten, von denen die Entwicklung der
Schwindsucht abhängt, die Infektion und die Disposition, soweit
wir sie jetzt übersehen können, geschildert. Es ist damit der
Versuch gemacht worden, eine zusammenfassende Darstellung
der ganzen Entstehungsgeschichte der menschlichen Phthise
nach unseren heutigen Kenntnissen und Erfahrungen zu geben.

Nur um die typische Lungenphthise handelt es sich bei
unseren Ausführungen. Der alte begrenzte Begriff der tuberkulösen Lungenschwindsucht, die mit absoluter Gesetzmäßigkeit
in der Lungenspitze beginnt und sich von dort aus chronisch
nach unten weiter entwickelt, wird nicht nur von Laien, sondern
auch in ärztlichen Fachkreisen häufig durch das Wort Lungentuberkulose ersetzt. Dadurch ist eine gewisse Verwirrung in
der Bezeichnung differenter Krankheitsbilder entstanden. Die
Manifestationen des Tuberkelbacillus in der Lunge sind sehr
vielseitiger Art, die einzelnen Formen der Lungentuberkulose

*

unterscheiden sich in charakteristischer Weise im anatomischen Bilde, die klinische und prognostische Einschätzung ist eine sehr verschiedene. Der schnell verlaufenden, hoch fieberhaften Miliartuberkulose, der käsigen Pneumonie stehen langdauernde Prozesse gegenüber, die zur Heilung kommen oder mit Remissionen und neuen Schüben sich über Jahre erstrecken können. Es ist besonders das Verdienst von v. Hansemann, die chronische, stets in der Spitze beginnende, sich allmählich mit Ausheilungsvorgängen und frischen Aussaaten nach unten entwickelnde Volkskrankheit der Erwachsenen als „Lungenphthise" von allen Formen der akuter verlaufenden „Lungentuberkulose" und den „atypischen Phthisen", die nicht in der Lungenspitze beginnen, scharf getrennt zu haben. Wir werden uns im folgenden nur mit der Entstehung der „typischen Lungenphthise", der chronischen in der Lungenspitze beginnenden Schwindsucht, beschäftigen. Die Lungentuberkulose und die atypischen Phthisen scheiden bei unserer Besprechung völlig aus, ebenso sind die Krankheitsbilder, die infolge Aufflackerns schon bestehender latenter tuberkulöser Herde in der Lunge durch irgendwelche schädigende Einflüsse resultieren, außer acht gelassen. Alle unsere Ausführungen beziehen sich nur auf die **Genese der echten Phthise,** deren Entstehung wir in ihren ätiologischen Ursachen, in ihrem Charakter und ihrem Sitz zu erkennen versuchen.

Wer selbst mitarbeitend in der Tuberkuloseforschung tätig ist. kennt die Schwierigkeit, die gewaltige Literatur aller Sprachen völlig zu beherrschen, und die Unmöglichkeit, jedem einzelnen Autor gerecht zu werden. Auch unsere Abhandlung macht keinen Anspruch darauf, alles Neue, das die Forschung der letzten Jahre ergab, erschöpfend zu bringen und jeden Fortschritt mit dem Namen des Autors zu belegen. In dem angefügten Literaturverzeichnis sind die direkt benützten Arbeiten angegeben, weitere Literatur ist zu finden in den Sammelreferaten von Beitzke und Hart (Ergebnisse der allgemeinen Pathologie und der pathologischen Anatomie, Lubarsch-Ostertag 1910) und in der Monographie von Schlüter, Die Anlage zur Tuberkulose, Leipzig und Wien 1905, Arbeiten, die bei Abfassung dieser Abhandlung weitgehend benutzt wurden. Es lag nicht in der Absicht des Verfassers. nur über die Ergebnisse der modernen Schwindsuchtsforschung zu referieren, sondern auf Grund eigener Anschauungen und Erfahrungen die Grundlinien zu zeichnen, aus denen die Entstehungsgeschichte der Phthise sich ergibt. Durch die Unterstützung der Gesellschaft deutscher Naturforscher und Ärzte, die aus der Trenkle-Stiftung Geldmittel zur Verfügung stellte, war Verfasser in der Lage, die experimentellen Arbeiten, über die im Verlauf dieser Arbeit zusammenfassend berichtet wird, weiterzuführen. Hierfür auch an dieser Stelle zu danken, ist mir ein besonderes Bedürfnis.

Freiburg i. Br., im Dezember 1913.

Der Verfasser.

Inhaltsverzeichnis.

Erstes Kapitel.

Die Tuberkelbacillen und ihr Eindringen in die Lungenspitze.

I. Herkunft der Tuberkelbacillen.

Für die Entstehung der Lungenphthise ist Grundbedingung das Eindringen des Infektionserregers, des Tuberkelbacillus, in die Lunge. Daß mit diesem Einwandern des äußeren Feindes allein noch nicht das Signal zum Ausbruch der Krankheit gegeben ist, wird unten ausführlich zu erörtern sein. Fest steht, daß, wie jede tuberkulöse Erkrankung, so auch die Lungenphthise den Tuberkelbacillus, der im Jahre 1882 von Robert Koch entdeckt wurde, als bakterielle Ursache hat. Wir wissen, daß die Tuberkulose nicht nur auf den Menschen beschränkt ist, sondern sich auch bei einer großen Zahl von Tieren, Warm- und Kaltblütern, findet. Die bakteriologische Forschung hat zwischen den Tuberkelbacillen, die aus den kranken Organen von Menschen und den verschiedensten Tieren isoliert wurden, morphologische und biologische Unterschiede festgestellt, die eine Differenzierung der Bacillen in bestimmte Arten je nach ihrer Herkunft erlauben. Die Kaltblütertuberkulose und die tuberkulöse Erkrankung der Vögel scheidet bei unseren Betrachtungen aus, da ihre praktische Ungefährlichkeit für den Menschen allgemein anerkannt wird. Von der größten Wichtigkeit ist dagegen die Frage, ob ätiologisch Beziehungen zwischen der Tuberkulose des Menschen und anderer Säugetiere bestehen. Die große Verbreitung der tuberkulösen Erkrankungen speziell unter den Rindern und die engen Beziehungen gerade dieser Haustiere zu dem Menschen erklären die hohe Bedeutung, die seit langer Zeit dieser Frage zuerkannt wird. Die Milchversorgung der heranwachsenden Generation spielt für die Volksgesundheit eine große Rolle, und die Möglichkeit einer Übertragung der Tuberkulose von Rind auf Mensch (in erster Linie durch die Milch) würde nicht nur für die Entstehungsgeschichte der Lungenphthise eine einschneidende Bedeutung erlangen, sondern auch Richtlinien für den Kampf gegen die Volkskrankheit eröffnen.

Fest steht jetzt, daß der Erreger der menschlichen Tuberkulose einerseits und der der Rindertuberkulose auf der anderen Seite in ihrer typischen Form Unterschiede zeigen, die ihre Trennung in zwei differente Arten — den Typus humanus und den Typus bovinus — gestatten. Wenn sich auch die Autoren in vielen Punkten noch nicht geeinigt haben, so sind doch eine Reihe von wichtigen Unterscheidungsmerkmalen gefunden, die die Trennung in die beiden Arten erlauben. Grundbedingung ist für alle Untersuchungen, daß der Stamm, der nach der einen oder der anderen Richtung hin identifiziert werden soll, in Reinkultur gewonnen ist. Ein Unterschied, der jetzt fast allgemein anerkannt wird, besteht darin, daß der Typus humanus auf bestimmten Nährböden, z. B. auf neutraler Glycerinbouillon, rascher und üppiger, der Typus bovinus langsamer und zarter wächst. Über andere biologische Eigenschaften ist noch keine ganz sichere Einigung erzielt. Viele Forscher nehmen an, daß der Typus bovinus einen schwach sauren Nährboden neutralisiert und selbst zur alkalischen Reaktion bringt, während der Typus humanus den Neutralpunkt niemals erreichen, sondern zum Teil sogar sich als säurebildend erweisen soll (Theobald Smith). Die englische Untersuchungskommission bestätigt diese Eigenschaft der Stämme, hält sie aber nicht für ein spezifisches Artmerkmal, sondern faßt sie als ein Zeichen der Wachstumsintensität, in der sich die einzelnen Stämme unterscheiden, auf. Als wichtigstes Trennungsmittel hat sich das pathogene Verhalten der beiden Arten für verschiedene Tiergattungen erwiesen. Während Affen und Meerschweinchen für beide Typen gleiche Empfänglichkeit zeigen, ist beim Rind, das für den Typus bovinus stark empfänglich ist, durch den Typus humanus keine fortschreitende Tuberkulose zu erzielen. Auch das Kaninchen erliegt bei Zufuhr von 0,01 g Bacillen vom Typus bovinus schnell einer fortschreitenden Allgemeintuberkulose, während dieselbe Menge des menschlichen Bacillus bei subcutaner Anwendung nur eine örtliche Erkrankung mit Beteiligung der regionären Drüsen auslöst, die in den meisten Fällen zur Heilung kommt. Nach Sticker und Löwenstein sollen auch Hunde bei intraperitonealer Infektion ein verschiedenes Verhalten den Bacillen gegenüber zeigen; die Perlsuchtbacillen rufen nur eine beschränkte Tuberkulose des großen Netzes, die menschlichen Bacillen eine allgemeine Organtuberkulose hervor. Bei jeder Differenzierung der Bacillen ist absolut zu fordern, daß man sich nicht nur mit dem Ergebnis des Kulturverfahrens begnügt, sondern auch das Verhalten der Stämme Tieren gegenüber prüft*).

Wenn es also jetzt auch feststeht, daß es zwei fest charakterisierte Formen des Tuberkelbacillus — den Typus humanus und den Typus bovinus — gibt, so haben andererseits die

---

*) Nach Kossel ist die Diagnose „Typus humanus" gesichert, wenn

1. die Tuberkelbacillen in erster Generation auf Glycerinserum leicht zu züchten sind und, von hier auf Glycerinbouillon von amphoterer Reaktion übertragen, nach kurzer Zeit zu wachsen beginnen, so daß nach etwa 3 bis 4 Wochen, oft sogar schon früher die ganze Oberfläche der Nährflüssigkeit von einer gleichmäßig dicken, faltigen Haut überzogen ist (eugonisches Wachstum der englischenKommission);

2. die Bacillen auf Serum von schlanker Form, gleichmäßiger Länge, im Ziehlpräparat gleichmäßig gefärbt sind, und von Glycerinbouillonkulturen entnommene Bacillen im gefärbten Präparat nach Ziehl gleichmäßige Länge, gleichmäßige Färbung und bei vielen Exemplaren gekrümmte Formen aufweisen;

3. Kaninchen, denen 0,01 g Kulturmasse von Glycerinbouillon, oder junge Rinder, denen 0,05 g desselben Materials subcutan injiziert wurde, nach 3 Monaten eine Generalisation der Infektion vermissen lassen.

Die Diagnose „Typus bovinus" ist zu stellen, wenn

1. die Kultur in erster Generation auf Glycerinserum nur spärlich wächst und auf Glycerinbouillon nur dünne Häutchen entstehen, die sich langsam ausbreiten und höchstens hier und da warzige Verdickungen aufweisen (dysgonisches Wachstum der englischen Kommission);

2. in dem gefärbten Präparat von Serumkulturen plnmpere, kürzere Formen überwiegen, oft so kurz, daß sie nur punktförmig aussehen, und wenn in dem gefärbten Ausstrich von Glycerinbouillon Stäbchen sehr ungleicher Form und Länge sichtbar sind, die den Farbstoff bei der Ziehlschen Färbung sehr ungleichmäßig aufnehmen, so daß die Bakterienzellen oft stark körniges Aussehen bieten, oft aber auch nur schattenhaft gefärbt sind;

3. mit 0,01 g Kulturmasse von Glycerinbouillon subcutan geimpfte Kaninchen innerhalb kurzer Zeit an generalisierter Tuberkulose erkranken und junge Rinder nach subcutaner Einspritzung von 0,05 g aes gleichen Materials ebenfalls generalisierte Tuberkulose davontragen.

Erfahrungen der letzten Jahre gezeigt, daß es außer diesen ausgesprochenen Arten noch Stämme gibt, die zwischen beiden stehen, die in ihrem biologischen Verhalten bald mehr dem einen, bald mehr dem anderen zuneigen. Auf die große Bedeutung, die unter Umständen diesen „atypischen“ Stämmen zukommen kann, ist unten noch einzugehen.

In der weitaus größten Zahl aller menschlichen Tuberkuloseerkrankungen ist, wie der Name sagt, der Typus humanus gefunden worden. Es erhebt sich, ehe wir auf die Bedeutung der verschiedenen Bacillen für die Entstehung der Phthise eingehen, die Frage, ob eine Übertragung des Rinderbacillus überhaupt zu Erkrankungen beim Menschen führen kann. Allgemein bekannt ist der ablehnende Standpunkt Robert Kochs, den er auf dem Tuberkulosekongreß 1901 in London und 1905 in der Nobel-Vorlesung vertrat. Koch erklärte die Möglichkeit der Ansteckung des Menschen mit Rinderbacillen für so gering, daß dieser Quelle der Infektion keine Bedeutung zuzumessen sei und keine Notwendigkeit vorliege, irgendwelche Maßregeln dagegen zu ergreifen. Später scheint in Kochs Anschauungen eine gewisse Milderung seines Standpunktes eingetreten zu sein, denn 1908 erklärt Kochs Schüler Pannwitz im Namen Kochs auf der Washingtoner Tuberkulosekonferenz, daß die an und für sich sehr nützlichen Maßnahmen gegen die Rindertuberkulose bei der Bekämpfung der Menschentuberkulose nur nicht in den Vordergrund gestellt werden dürften.

Im Laufe der letzten Jahre ist nun ein größeres neues Material beigebracht worden, das einen gewissen Umschwung in die von vielen Seiten stets bestrittene Kochsche Lehre einzuleiten scheint. Auf Grund zahlreicher Untersuchungen, bei denen sich besonders die englische Kommission (British Royal Commission on Tuberculosis) in 10jähriger eifriger Arbeit beteiligt hat, ringt sich die Anschauung immer mehr durch, daß auch die bovinen Bacillen eine nicht zu unterschätzende Gefahr für den Menschen bilden.

Schon 1905 wurden im deutschen Reichsgesundheitsamt (Kossel und Weber) unter 67 entsprechend ausgewählten Fällen menschlicher Tuberkulose in 13,43 Proz. Bacillen vom Typus bovinus gefunden, die ausschließlich Kinder unter 8 Jahren betrafen. In 2 weiteren Fällen waren beide Stämme zu trennen.

Die englische Kommission fand bei 108 Fällen menschlicher Organtuberkulose in 17,6 Proz. den Typus bovinus, in weiteren 5 Fällen vergesellschaftet mit nicht rinderpathogenen Tuberkelbacillen, also im ganzen in 22,2 Proz. Fast regelmäßig war die Erkrankung in diesen Fällen im Verdauungstractus zu finden. Mit wenigen Ausnahmen handelte es sich in allen Fällen um Kinder bis zu 15 Jahren, die meisten befanden sich in den drei ersten Lebensjahren. Eine Reihe anderer Forscher kam zu ähnlichen Resultaten. Park und Krumwiede fanden wieder bei Kindern in 10 Proz. der tödlich verlaufenen Fälle die Rinderbacillen, Neufeld im Kaiserlichen Gesundheitsamt in 40 Fällen von Säuglingstuberkulose viermal den Typus bovinus. Im Handbuch von Kolle-Wassermann veröffentlicht Kossel folgende Tabelle:

Tabelle I.

Typus bovinus bei Kindertuberkulose nach Kossel.

	Zahl der Kinder	Typus bovinus Proz.
Tuberkulose der Knochen und Gelenke .	69	4,3
Meningitis	28	10,7
Generalisierte Tuberkulose	134	23,8
Tuberkulose der Halsdrüsen	106	40,0
Tuberkulose der Abdominalorgane . . .	47	49,0

Die beste Übersicht gestattet eine Tabelle aus dem Kaiserlichen Gesundheitsamt, die sämtliche einwandfrei nachgewiesenen Fälle von Infektion mit dem Typus bovinus beim Menschen umfaßt.

Tabelle II.

	Gesamtzahl der untersuchten Fälle	Typus		Prozentzahl	
		human.	bovin.	bei Erwachsenen	bei Kindern
Lungentuberkulose	811	807	5	0,66	0
Knochen- und Gelenktuberkulose	99	95	5	6,66	4,3
Meningitis	33	30	3	0	10,34
Generalisierte Tuberkulose . .	178	147	33	2,5	23,18
Halsdrüsentuberkulose	167	120	47	5,8	40,7
Abdominaldrüsentuberkulose .	112	78	35	12,0	51,0
	1400	1277	128		

In verschiedenen Fällen wurden beide Stämme isoliert, daher erklärt sich die Differenz in den einzelnen Additionssummen und der Gesamtsumme

Ein überraschendes Resultat gaben die Befunde Frasers, der in 63 Proz. von Knochen- und Gelenktuberkulose (gegen 4,3 Proz. bei Kossel) Rinderbacillen fand. Diese Angaben Frasers, die bisher ohne Beigabe von Untersuchungsprotokollen veröffentlicht wurden, bedürfen noch der näheren Aufklärung.

Übereinstimmend geht aus allen Angaben hervor, daß in der größten Mehrzahl Kinder der Infektion mit dem Typus bovinus unterliegen, daß die Erkrankung fast stets den Charakter der Fütterungstuberkulose (Milch!) zeigt. Es ist hier nicht der Platz, darauf einzugehen, wie die Bacillen in die Nahrung hineinkommen, wie der Infektionsweg weitergeht, uns interessiert hier nur die Frage, ob der Typus bovinus direkt oder indirekt zur Lungenphthise führt. Aus allen Untersuchungen geht bisher hervor, daß der Typus bovinus in der Hauptsache nur bei Kindern in tuberkulösen Herden, deren Ausgang vom Digestionstractus nachweisbar war, gefunden wurde, daß dagegen mit verschwindenden Ausnahmen bei allen typischen Lungenphthisen der Typus humanus angetroffen wurde (Tabelle II).

Mit dieser Feststellung ist aber die Bedeutung des Typus bovinus für die Entstehung der Lungenphthise noch nicht völlig ausgeschaltet. Es ist in der letzten Zeit Tatsachenmaterial vorgebracht, das eine Umwandlung der einen Art in die andere als möglich erscheinen läßt. Diese Frage, die für die Entstehung und Bekämpfung der gesamten Lungentuberkulose von der größten und weitgehendsten Bedeutung ist, kann heute noch nicht als geklärt betrachtet werden. Bei der Differenzierung der Tuberkelbacillenstämme in die beiden typischen Arten fanden eine Reihe von Untersuchern Stämme, die in ihrem biologischen Verhalten weder dem einen noch dem anderen Typus zuzurechnen waren, sondern von jedem der beiden Eigenschaften aufwiesen. Solche „atypische Stämme", wie sie Orths Schülerin L. Rabinowitsch genannt hat, wurden hauptsächlich bei Lupuskranken gefunden. Die englischen Forscher wiesen unter 20 Lupusfällen 17 mal Stämme nach, die sich nicht genau klassifizieren ließen, 8 mal mehr dem bovinen, 9 mal mehr dem humanen Typ sich näherten, aber auch untereinander wieder differierten. Dieser letzte Umstand läßt nach der Anschauung der englischen Untersuchungskommission, der sich auch Orth anschließt, keinen Zweifel, daß es sich um Modifikationen der gewöhnlichen Typen, nicht um neue Formen handelt. Ähnliche Stämme fand L. Rabinowitsch im Orthschen Institut. Bei mehreren dieser Bacillenstämme gelang es den englischen Forschern, die Eigenschaften (und zwar die Virulenz) zu verändern, also neue Modifikationen zu erzeugen und bei zweien der den bovinen Bacillen nahestehenden durch längeren Aufenthalt in einem Kaninchen im einen, durch mehrmaligen Durchgang durch Kälber und längeren Aufenthalt in diesen im anderen Falle den Bacillen die typische Virulenz der Rinderbacillen anzuzüchten*). Die englische Untersuchungskommission hat für die Erklärung dieser Tatsachen zwei Möglichkeiten offen gelassen: Übergangsform oder Mischkultur. Wenn man annimmt, daß die atypischen Stämme in Umwandlung begriffene Rinderbacillen in den Typus humanus oder umgekehrt sind, so liegt natürlich der Versuch nahe, auch experimentell die Möglichkeit der Mutation zu beweisen. Arloing, Marcus Rabinowitsch, Klimmer, Sorgo, de Jong, Dammann und Müsemeier, Karlinski berichten über Versuche, durch die es ihnen gelungen sein soll, durch längeres Fortzüchten auf verschiedenen Nährböden und durch Tierpassagen die Unterschiede zu verwischen oder die Virulenz zu steigern.

Demgegenüber stehen Tatsachen, die gegen die Wahrscheinlichkeit einer Umwandlung sprechen. Weber und Steffenhagen konnten bei einem Knaben, der seit seinem 2. Lebensjahr an Tuberkulose des Mittelhandknochens litt, während 5 Jahre (8. bis 13. Lebensjahr) stets Kulturen von typisch bovinem Wachstum gewinnen. Während der $10^{1}/_{2}$ Jahre des Aufenthaltes im menschlichen Körper hatte der Bacillus in keiner Weise seinen Charakter geändert. Im deutschen Reichsgesundheitsamt (Weber) sind zahlreiche, bis fünffache Rinder-, Ziegen-, Schweinepassagen mit vom Menschen stammenden Tuberkelbacillen ausgeführt, ohne daß eine Umwandlung der Bacillen nach irgendeiner Richtung erzielt werden konnte.

Neuerdings sind Untersuchungen von Eber bekannt ge-

---

*) Zitiert nach Orth, Vortrag in der Königl. Preuß. Akad. d. Wiss. 8. Febr. 1912.

worden, die, wenn sie der Nachprüfung standhalten, die größte Wichtigkeit beanspruchen.

In folgender Tabelle kommen sie am übersichtlichsten zum Ausdruck:

Tabelle III.

Alter	Zahl der Fälle	Typus bovinus		Typus humanus
		sofort	nach Passage	
Kinder	17	6	3	8
Erwachsene	14	1	4	9

Durch ein- oder mehrmalige Rinderpassage hatte Eber zuletzt aus den 17 Kinderfällen 53 Proz., aus den 14 Erwachsenen 35,7 Proz. Stämme vom Typus bovinus gewonnen, also in 7 Fällen typisch humane in typisch bovine Bacillen umgewandelt. Bis jetzt sind diese Resultate Ebers durch Nachprüfungen im Kaiserlichen Gesundheitsamt nicht bestätigt worden (Neufeld, Dold und Lindemann). Die Versuche sind aber im Verein mit Eber wieder aufgenommen und werden bei der großen Wichtigkeit und Tragweite hoffentlich bald zur Klärung kommen.

In neuester Zeit ist besonders Orth für die Möglichkeit einer Mutation der Bacillen eingetreten. Nach seiner Auffassung ist es nicht nachgewiesen, im Gegenteil nach den besprochenen Untersuchungen besonders des Lupus und nach den Resultaten neuerer Experimente unwahrscheinlich, daß es sich um zwei verschiedene, mit bleibenden Eigenschaften versehene, also nicht zusammenhängende Organismen handelt.

Übersehen wir das vorliegende Tatsachenmaterial, so geht aus demselben hervor, daß der typische Rinderbacillus für den Menschen nicht ungefährlich ist, sondern zu tuberkulösen Erkrankungen führen kann. Mit geringen Ausnahmen handelt es sich um die Infizierung von Kindern. Meist werden hier aber nur geringfügige, nicht progrediente Veränderungen verursacht, die gewöhnlich vom Verdauungstraktus ausgehen. In nicht seltenen Fällen schließt sich aber auch eine schwere Aussaat in andere Organe an, die zum Tode des Individuums führt (siehe Tabelle II). Orth schätzt die Zahl der durch den Typus bovinus erfolgten Kinderinfektionen auf 10 Proz. aller tuberkulös erkrankten Kinder. Auf jeden Fall ist die Gefahr eine beträchtliche und rechtfertigt alle Maßnahmen, die die Übertragung von Rinderbacillen von tuberkulösen Kühen durch ihre Produkte (Milch) auf den Menschen, speziell auf Kinder, zu bekämpfen in der Lage sind.

Im Gegensatz dazu stehen die Resultate bei der **typischen Lungenphthise.** Bei dieser Erkrankung der Erwachsenen wurde mit verschwindenden Ausnahmen stets der Typus humanus gefunden. Es wird der nächsten Zukunft vorbehalten bleiben, die Frage nach Umwandlungsmöglichkeit der Rinderbacillen im menschlichen Körper in humane Bacillen zu lösen. Sollte diese Frage bejaht werden, so würde die Bedeutung der Rinderbacillen für die Entstehung der Schwindsucht eine bedeutungsvolle Steigerung erfahren. Praktisch genügt das, was wir schon jetzt von der Gefährlichkeit dieses Erregers wissen, vollauf, um mit allen Kräften den Kampf gegen ihn aufzunehmen. **So weit unsere Kenntnisse bis jetzt reichen, müssen wir aber heute noch als Erreger der Lungenphthise in erster Linie den Typus humanus, also die Infektion von Mensch zu Mensch, anerkennen.**

Noch eine Frage, auf die weiter unten genauer einzugehen ist, muß hier kurz gestreift werden. Die Tatsache, daß die Phthise in ihrer charakteristischen Form meist nur bei Erwachsenen vorkommt, und daß die von Tuberkulose durchseuchten Kulturländer anderen Völkern gegenüber eine größere Erkrankungsziffer an dieser Krankheit zeigen, hat im Verein mit anderen Gründen, auf die ich noch zurückkommen werde, den Gedanken nahegelegt, daß der Charakter derPhthise unter Umständen durch Reinfektion eines durch eine primäre, leichte tuberkulöse Erkrankung vorbereiteten Organismus bestimmt wird. In diesen Falle sind auch die 10 Proz. durch bovine Bacillen erkrankten Kinder für die Phthise als gefährdet anzusehen; wenn auch nur indirekt, würde die Bedeutung der Perlsuchtbacillen für die Entstehung der Phthise damit mehr in den Vordergrund gerückt. Tatsächlich sprechen viele Momente dafür, daß bei der Entstehung der Lungenphthise, auf die es uns hier allein ankommt, eine allgemeine und lokale Veränderung des Organismus infolge des Überstehens einer tuberkulösen Infektion im Kindesalter von Bedeutung sein kann (siehe zweites Kapitel).

II. Das Eindringen der Tuberkelbacillen in die Lunge.

1. Aerogene oder hämatogene Entstehung der Phthise?

Nachdem wir uns im vorhergehenden mit der Frage der Herkunft der Tuberkelbacillen, die die Phthise auslösen, beschäftigt haben, müssen wir jetzt den Krankheitserreger auf dem Wege zum initialen Herd in der Lungenspitze, von dem die Phthise ihren Ausgang nimmt, verfolgen. Die Frage nach dem ersten Eindringen des Tuberkelbacillus in die gesunde Lungenspitze hat bei der Tuberkuloseforschung stets eine große Rolle gespielt. Die Bedeutung für alle prophylaktischen Maßnahmen, die in der Erkennung der Eingangspforte liegt, braucht hier nicht hervorgehoben zu werden. Der weitaus größte Teil der Forscher sieht in der direkten Aspiration des Tuberkelbacillus in feuchtem (Tröpfcheninfektion, Flügge) oder trockenem (Staub, Cornet) Vehikel die gewöhnliche Form der Übertragung der Bacillen; daneben fehlt es aber nicht an Stimmen, die diesen einfachen Weg nicht gelten, sondern den Erreger erst auf Umwegen durch den Körper des Menschen zur Lungenspitze gelangen lassen. Der direkten bronchogenen Aspirationsinfektion, die als die aerogene bezeichnet wird, steht der hämatogene Infektionsmodus gegenüber, bei dem der Bacillus auf dem Blutwege, ganz gleich, an welcher Stelle er in Körper eingedrungen ist, die Lungen erreicht. Da wir uns zunächst im Prinzip damit befassen müssen, welcher Weg, der bronchogene oder der hämatogene, überhaupt für den Bacillus gangbar ist, so verzichten wir hier auf die Erörterung der Eintrittspforte, auf die wir noch unten zurückkommen werden, und wenden uns nur der Frage zu, ob der Beweis für die Entstehung des initialen tuberkulösen Herdes, also für die erste Entstehung der Phthise nach der einen oder anderen Weise geliefert ist. Es handelt sich bei diesen Erwägungen nicht um den primären tuberkulösen Herd im Körper überhaupt, der natürlich auch irgendwo in der Lunge sitzen kann, sondern um die erste Spitzenlokalisation der Phthise jenseits der frühen Kinderjahre.

Zwei Wege stehen uns offen, um zu erforschen, wie der Tuberkelbacillus an den Ort seiner ersten Ansiedelung in der Lungenspitze gerät. Die pathologisch-anatomische Untersuchung der initialen Lungenspitzenherde und das Experiment. Beide

Wege sind häufig beschritten worden, auf beiden Wegen lagen so viele Schwierigkeiten, daß eine Entscheidung lange nicht fallen konnte. Die anatomische Untersuchung der ersten Spitzenherde hat zu diesem Ziel nicht geführt. Wie bei der anatomischen Erforschung der Entstehungsgeschichte der Phthise überhaupt machte sich hier die Schwierigkeit geltend, daß die allerersten tuberkulösen Spitzenveränderungen, die wir als den Beginn der Phthise ansehen müssen, nur selten als zufälliger Nebenbefund bei der Autopsie gefunden werden. Trotzdem liegt jetzt eine größere Reihe solcher entdeckter Initialherde vor (Birch-Hirschfeld, Schmorl, Abrikossoff, Lubarsch, Beitzke, Hart u. a). Die mikroskopische Untersuchung dieser Herde hat aber nicht zeigen können, auf welchem Wege die Bacillen sich angesiedelt haben. Selbst in den frühesten Stadien, die zur Beobachtung kamen, war sowohl das Bronchial- wie das Gefäß-system derartig beteiligt, daß man wohl vermuten, aber nicht die Sicherheit für die erste Lokalisation gewinnen konnte. Birch-Hirschfeld beschreibt ringförmige Wanderkrankungen von Bronchien, wo der Zerfall an der Oberfläche nicht nach-weisbar, oder wo die Submucosa und Mucosa in eine homogene und strukturlose Masse verwandelt war, die Epitheldecke als schollige Schicht sich deutlich erkennen ließ. Birch-Hirsch-feld führt diese Veränderungen auf ein bronchogenes Eindringen der Bacillen zurück, doch macht Aufrecht mit Recht darauf aufmerksam, daß die Veränderungen nach ihrem anatomischen Charakter ebensogut hämatogen entstanden sein können. Nach Schmorl vollzieht sich die erste Ansiedelung der Tuberkel-bacillen auch bei der Aspirationstuberkulose in den para-bronchial gelegenen Lymphknötchen, die natürlich auch auf hämatogenem Wege erreichbar sind. Auch in den Fällen, wo tatsächlich eine isolierte Bronchialschleimhauttuberkulose be-obachtet wurde, ist es immer möglich, daß die Erkrankung von der hämatogen infizierten, mit einem reichlichen Lymphapparat ausgestatteten Bronchialwand ausgegangen ist. Andererseits kommen Orth und Abrikossoff zu der Feststellung, daß eine sicher hämatogen entstandene Tuberkulose unter Umständen sich nicht von bronchogen entstandenen Herden unterscheiden und das Bild einer Bronchialtuberkulose mit käsiger Pneumonie bieten kann. Aus diesen Belegen geht hervor, daß die einfache

Untersuchung der Spitzenherde beim Menschen eine Entscheidung des Infektionsmodus nicht gebracht hat, daß aber aus der anatomischen Forschung resultiert, daß schon bei erster Entwicklung des initialen Herdes die Erkrankung in der Wand der Bronchien und der Gefäße in gleicher Weise sich ausbreitet, ganz gleich, wie die Bacillen dahin gekommen sein mögen.

Dem anderen Weg, der experimentellen Forschung, stellten sich bisher noch größere Schwierigkeiten entgegen. Es galt ja, den Infektionsmodus der Lungenphthise zu erkennen, einer Erkrankung, die nur dem erwachsenen Menschen eigentümlich ist, die beim Tier weder spontan vorkommt, noch experimentell bisher zu erreichen war. Wollen wir aber die experimentell gewonnenen Erfahrungen mit Berechtigung auf den Menschen übertragen, so ist als erstes Erfordernis zu verlangen, daß auch beim Tier eine isolierte Spitzenerkrankung, die in typischer, chronischer Weise von der Spitze nach unten weiterschreitet, erzeugt wird. Alle anderen Tuberkuloseformen, wie sie bei Versuchstieren experimentell in der Lunge gesetzt wurden, haben keine Beweiskraft, weil sie von dem Bilde der menschlichen Phthise zu sehr abweichen. So interessant die Versuche von Baumgarten, Orth und L. Rabinowitsch sind, die phthisische Erkrankungen bei Kaninchen und Meerschweinchen hervorriefen, für die Entstehung der Phthise können sie nicht verwendet werden, weil die Erkankung entweder nicht auf dem Oberlappen beschränkt war oder nicht im Anfangsstadium, in der ersten Spitzenlokalisation, beobachtet wurde.

Bei allen diesen experimentellen Versuchen zeigte sich, daß die Einwanderung des Bacillus nicht genügt, um die Phthise auszulösen. Mensch und Tier unterscheiden sich eben dadurch, daß dem Tier die zweite Grundbedingung, die zur Entstehung der Phthise gehört, die lokale auslösende Disposition fehlt. In den letzten Jahren ist es mir nun gelungen, bei Tieren, bei Kaninchen, zum erstenmal in einer Reihe von Fällen eine chronische, von der Spitze ausgehende Erkrankung zu bekommen, die in Lokalisation, anatomischem Bilde und Verlauf der typischen menschlichen Phthise analog zu setzen ist. Ich werde später auf diese Untersuchungen ausführlich zurückkommen. Nachdem so die Grundforderung im Prinzip erfüllt war, konnte ich durch entsprechende Versuchsanordnung den Infektionsweg verfolgen. Der

Vorteil des experimentellen Arbeitens besteht gerade darin, daß man nicht ein fertiges Resultat analysieren muß, wie die anatomische Forschung beim Menschen, sondern unter bekannten, selbst gesetzten Bedingungen jedes Stadium der entstehenden Krankheit zu Gesichte bekommt. Es gelang mir, unter bestimmten Bedingungen sowohl bei direkter Einbringung von Tuberkelbacillen in die Blutbahn eine ganz isolierte Spitzentuberkulose zu erzielen, wie auch auf indirekt hämatogenem Wege von einem im Körper gelegenen älteren tuberkulösen Herd eine phthisische Spitzenerkrankung zu erreichen. An der Hand der mikroskopischen Präparate war die Entwicklung der initialen Lungenherde zu verfolgen. Der Prozeß beginnt nicht, wie Aufrecht annimmt, intravasculär, sondern die Bacillen verlassen im befallenen Lungenspitzengebiet die Gefäße, gelangen in die Lymphspalten der Gefäßwand und siedeln sich im perivasculären Lymphgewebe an. Sehr schnell breitet sich von da der Prozeß auf dem Lymphwege auf den naheliegenden Bronchialapparat aus, so daß in allen nicht ganz jungen Stadien beide Systeme erkrankt sind, und nur im ersten Beginn der Ausgang von den Gefäßscheiden nachweisbar ist. Die Infektionsbedingungen waren in diesen Fällen so gesetzt, daß nur der hämatogene Weg in Frage kam, das mikroskopische Bild des Anfangsstadiums zeigte den Ausgang von den Gefäßen. Damit war die Möglichkeit der hämatogenen Entstehung der Lungenphthise bewiesen.

Aber auch auf die Frage nach der aerogenen Entwicklung gab das Experiment eine bejahende Antwort. Unter ganz bestimmten, weiterhin zu erörternden Bedingungen konnte ich ebenfalls durch Inhalation versprühten Tuberkelbacillenmaterials bei Kaninchen eine echte Phthise erzeugen. Jetzt zeigten die allerersten Krankheitsherde deutlich den Ausgang vom Bronchialsystem, von den Alveolarwänden geht der Prozeß auf die Scheiden der Bronchien über und durchsetzt diese mit einem spezifischen Granulationsgewebe. Die Entzündung kann von dort aus durch die Bronchialwand ins Lumen einbrechen und eine tuberkulöse Bronchitis erzeugen. Aber auch hier wieder sehen wir den Prozeß schnell auf die Gefäße übergehen und zu analogen Veränderungen führen wie in den hämatogen entstandenen Bildern.

Was beim Menschen bisher in einwandfreier Weise nicht gelungen war, hat das Experiment ergänzt. Hier konnten alle Stadien gewonnen und studiert werden, nachdem — und das ist das Wichtige — der Infektionsweg bestimmt war*).

So konnte ich experimentell beweisen, daß bei Entstehung der Phthise die Infektion sowohl auf hämatogenem wie auf aerogenem Wege zustande kommen kann. In beiden Fällen ging der initiale Prozeß schnell in das Lymphgewebe beider Systeme, der Gefäße wie der Bronchien, über, und erst von dort aus kam es zu den proliferierenden Vorgängen. In gleicher Weise schob sich der chronische Prozeß an den Gefäßen u n d am Bronchialbaum weiter, ganz gleich, von welchem von beiden Systemen er ausgegangen war.

Es zeigte die experimentelle Forschung, daß es — genau wie beim Menschen — unmöglich ist, das histologische Bild zu analysieren, wenn der Prozeß etwas vorgeschritten war, nur in den ersten Anfangsstadien, wie sie eben nur das Experiment schaffen kann, ist der Eintrittsweg zu erkennen. In späteren Stadien führen beide Infektionsarten zu denselben histologischen Bildern.

Somit ist auf experimentellem Wege, indem bei Tieren zum erstenmal unter Bedingungen, die den menschlichen Verhältnissen nachgebildet sind, eine typische Phthise erzeugt wurde, b e w i e s e n, was mit dem Ausfall der Untersuchungen am Menschen in keiner Weise in Widerspruch steht, d a ß d i e E n t w i c k l u n g d e r P h t h i s e m ö g l i c h i s t s o w o h l a u f a e r o g e n e m W e g e d u r c h d i r e k t e A s p i r a t i o n v o n T u b e r k e l b a c i l l e n, wie auf hämatogenem Wege, indem die mit der Blutbahn an anderer Stelle des Körpers eingedrungenen Bacillen in die Lungenspitze gelangen und sich dort ansiedeln.

2. Eintrittspforten des Tuberkelbacillus.

Wenn wir also damit zu rechnen haben, daß der initiale Herd in der Lungenspitze sowohl hämatogen wie aerogen entstehen kann, so entstehen die weiteren wichtigen Fragen, wie sich in beiden Fällen der Infektionsakt vollzieht und welcher Weg am häufigsten beschritten wird.

---

*) Die ausführliche Beschreibung und Abbildungen finden sich in meinen im Literaturverzeichnis angegebenen Arbeiten.

a) Der aerogene Weg.

Für die aerogene oder Aspirationstuberkulose kommt natürlich nur die direkte Aufnahme der Bacillen in den Bronchialbaum in Betracht. Bekannt sind die Arbeiten Cornets, der für die Einatmung der Bacillen mit dem trockenen Staub plaidiert, und die Ansicht der Flüggeschen Schule, welche für die Übertragung durch feinste Tröpfchen eintritt. Beide Anschauungen sind so viel diskutiert worden, daß sie hier als bekannt vorausgesetzt werden dürfen. Experimentell sind für beide Möglichkeiten zahlreiche Beweise angeführt. Wenn es auch feststeht, daß die Tuberkelbacillen dem Sonnen- und Tageslicht im trockenen Staub ausgesetzt ziemlich schnell ihre Virulenz verlieren, so ist die Ansteckungsmöglichkeit auf diesem Wege doch wahrscheinlich. Nach Kirstein und Cadéac halten sich die Tuberkelbacillen im trockenen, diffusen Tageslicht ca. 10 Tage lebensfähig, Küß nimmt eine Virulenzdauer von 15 bis 20 Tagen im Licht, 40 bis 60 Tage im Dunkeln an. Der bekannte Teppichversuch Cornets wurde von einigen Autoren (Küß und Köhler) wiederholt und der positive Ausfall bestätigt. Flügge hat aber wohl mit Recht gegen den Cornetschen Teppichversuch eingewandt, daß die hier geschaffenen Verhältnisse die natürlichen Tatsachen sehr erheblich übertreiben und man den Ausfall dieses Experimentes nicht als Beweis für die Häufigkeit der Staubinfektion heranziehen darf. Derartige Mengen Sputum, wie Cornet sie auf seinem Teppich, auf dem er Meerschweinchen leben ließ, aufstrich, werden wohl nur selten staubförmig aufgewirbelt, außerdem ist es unwahrscheinlich, daß sie sich so lange in Kopfhöhe des Menschen halten und vor allen Dingen stets noch so viel virulente Bacillen mit sich führen, daß eine Ansteckung erfolgt. Die weiteren Untersuchungen am flugfähigen Staub haben auch nicht so zahlreiche positive Resultate ergeben, wie Cornet sie erhielt (Cornet gewann seine Staubproben durch feuchtes Abwischen). Köhlisch konnte mit in Phthisikerwohnungen durch Aufwirbelung gewonnenem Staub Meerschweinchen nicht infizieren. Wagner benutzte Staubproben, die er in der Züricher Lungenheilstätte sammelte. Er verwandte Staub von solchen Orten, wohin die Bacillen nur durch Vermittelung der Luft gekommen sein konnten. Das (auch feucht gewonnene)

Material wurde Meerschweinchen intraperitoneal verimpft. Nur in 3,5 Proz. der geimpften Fälle wurde ein positives Resultat erzielt. In dem Bodenstaub von Phthisikerwohnungen sind bekanntlich von zahlreichen Autoren Bacillen gefunden. Dagegen waren die Resultate in öffentlichen Räumen erheblich geringer. Dudley untersuchte 174 Staubproben aus Eisenbahnwagen und fand nur in einem Fall im Tierversuch einwandfrei Tuberkelbacillen. Gottschlich fand in sehr zahlreichen Untersuchungen von Staub aus Bahnhöfen, Fabriken, Polikliniken usw. keinmal virulente Bacillen, während Hill über positive Resultate in Wartesälen berichtet. Die Bedeutung der Tuberkelbacillen im Bodenstaub für die Einwanderung der Bacillen in den Intestinaltraktus scheidet, da wir uns hier nur mit der direkten Entstehung der Phthise befassen, bei diesen Erwägungen aus.

Durch die Flüggesche Schule sind zahlreiche Beweise für die Bedeutung bacillenbeladener, flugfähiger Tröpfchen geliefert. Als Quelle dieser Infektionsart kommen wohl nur hustende Phthisiker, also eine Ansteckung direkt von Mensch zu Mensch in Betracht. Auch aus neueren Untersuchungen geht hervor, daß die einfache Atemluft von Tuberkulosekranken im allgemeinen frei von Bacillen ist. Bei jedem Hustenstoß werden jedoch bei offener Tuberkulose zahlreiche Bacillen mit den „Bronchialtröpfchen" in die Luft geführt. Um die für eine Infektion nötige Bacillenmenge zu aspirieren, muß aber das Zusammenleben mit Lungenkranken ein dauerndes und enges sein, denn nach Flügge kommen außerordentlich selten so reichliche oder so dicht mit Bacillen besetzte kleine Bronchialtröpfchen in der einen hustenden Phthisiker umgebenden Luft vor, daß schon ein kurzer (bis halbstündiger) Aufenthalt in nächster Nähe oder auch ein längerer Aufenthalt in mehr als 1 m Entfernung Infektionschancen bietet. Erst bei längerdauerndem, wiederholtem, nahem Zusammensein mit einem Phthisiker tritt eine ernstliche Gefährdung ein.

Es herrscht wohl heute kein Zweifel mehr, daß auf beiderlei Weise, mit dem trockenen Staub und mit den Bronchialtröpfchen Flügges, Bacillen eingeatmet werden können und damit der exogene Faktor für die Entstehung der Phthise gegeben ist. Welcher Weg bei der Aspiration der häufigere ist, kann schwer entschieden werden. Allgemein neigt man dazu, die Tröpfcheninfektion, die von hustenden Phthisikern versprühten, virulenten Bacillen als gefährlicher wie den häufig abgeschwächte Stäbchen führenden Staub anzusehen. Auch ich möchte mich dieser Ansicht anschließen. Trotz vielfacher Bemühungen gelang es mir in keinem Fall eine echte Phthise durch Verstäubung trockenen bacillenhaltigen Materials zu erzeugen. Alle meine positiven Resultate erhielt ich dadurch, daß ich physiologische Kochsalzlösung, die spärliche Bacillen enthielt, in allerfeinster Weise versprühte. Für diesen Infektionsmodus ist dadurch der positive Beweis erbracht, für die Cornetsche Theorie steht er noch aus. Im Kampfe gegen die Tuberkulose müssen trotzdem beide Wege berücksichtigt werden. Die Bedeutung dieser Unterfrage tritt aber gegen die Hauptsache, wie häufig überhaupt bei der Entstehung der Phthise der aerogene Weg beschritten wird, sehr in den Hintergrund; auf diese Frage werden wir am Schluß des nächsten Abschnittes eingehen. Wichtig ist dagegen die Feststellung der Flüggeschen Schule, die von Ficker, Beitzke und Selter bestätigt werden konnte, daß Keime auch vom Rachen aus in die Lungen aspiriert werden können. Auf diese Weise können Tuberkelbacillen, die mit der Nahrung in den Digestionstraktus aufgenommen werden, die auslösendeUrsache der Phthise auf dem Aspirationswege werden.

b) Der hämatogene Weg.

Unter der hämatogenen Infektion haben wir oben summarisch das Eindringen der Tuberkelbacillen in die Lunge auf dem Blutwege verstanden, ganz gleich, an welcher Stelle des Körpers der Bacillus sich dem Blute beigemengt hat. Hier müssen wir auf die Eintrittspforten und die Möglichkeit der Verschleppung von der Eintrittsstelle in den Körper bis zur Lungenspitze näher eingehen.

Der hämatogenen Infektion ist, wie zahlreiche Untersuchungen zeigen, schon der wachsende Foet ausgesetzt. Bekannt ist die Anschauung Baumgartens, der, gestützt auf eigene und Friedmanns Versuche, annimmt, daß bereits durch germinale Infektion die weibliche Keimzelle infiziert wird, daß der Tuberkelbacillus lange im wachsenden Organismus schlummert und erst in späten Jahren hämatogen in die Lungenspitze gelangt, um dort die Phthise auszulösen. Eine allgemeine Anerkennung hat sich diese Lehre der „Gennäogenese" nicht errungen, besonders deswegen, weil selbst die Neugeborenen, die von tuberkulösen Müttern stammen, in der Mehrzahl nicht auf cutane Tuberkulinproben reagieren, welche uns sonst das Vorhandensein auch latenter Tuberkulose am sichersten dokumentieren. Zweifellos steht dagegen fest, daß in einzelnen Fällen von der Placenta aus Tuberkelbacillen von der tuberkulösen Mutter auf den Foetus übergehen **können**. Wahrscheinlich ist, daß ein solcher Übertritt von Bacillen auf den fötalen Organismus eine Erkrankung der Placenta voraussetzt, daß ohne eine solche Erkrankung höchstens ganz vereinzelte Bacillen die Placenta zu passieren vermögen. Aus zahlreichen Untersuchungen (Schmorl, Bossi, Henke, Schrumpf) geht aber hervor, daß ein solcher Übertritt auch bei erkrankten Placenten nicht immer erfolgen **muß**. Schmorl und seine Schule, der wir in dieser Richtung die umfangreichsten Untersuchungen verdanken, nehmen an, daß spärliche Bacillen im fötalen Körper zu grunde gehen und weiterhin keine progresse tuberkulöse Erkrankung hervorrufen. Dafür sprechen auch die Befunde Ibrahims, daß eine Tuberkulose im Säuglingsalter, die nur durch den positiven Ausfall der Pirquetschen Reaktion nachweisbar ist, keine ungünstige Prognose zu haben braucht. Gehen aber viel Bacillen aus einer tuberkulösen Placenta auf den Foet über, so kann es zu einer manifesten Erkrankung kommen. Da aber Beitzke mit Recht darauf hinweist, daß die progressen Tuberkulosen im frühesten Kindesalter einen bösartigen Verlauf zu nehmen pflegen und diese Kinder ihrer tuberkulösen Infektion gewöhnlich sehr schnell erliegen, so ist auch dieser Infektionsmodus für die direkte Entstehung der Phthise im allgemeinen auszuschalten. Aber im ersten Falle, daß spärliche Bacillen zu keiner manifesten Entwicklung kommen, spielt die Frage wieder hinein, ob eine geringfügige Infektion durch relative Immunisierung, durch Umstimmung des Organismus nicht der Phthise bei einer Reinfektion den Boden bereitet.

Eine praktisch weit größere Rolle ist der extrauterinen Infektion zuzuerkennen. Hier stehen wieder zwei Wege zur Diskussion. Entweder kann der Bacillus, wie Ribbert annimmt, in die Lunge eingeatmet werden, geht ohne Läsion des Lungengewebes in die Lymphwege über, gelangt so in die Bronchial-drüsen und wird von diesen hämatogen in die Lungenspitzen befördert. Für die Möglichkeit, daß Tuberkelbacillen aus der Lunge, ohne eine Erkrankung zu erzeugen, auf dem Lymph-wege abgeführt werden, sprechen auch meine Versuche. Ich konnte bei Kaninchen nach Inhalation mit spärlichem tuber-kulösen Material noch längere Zeit nach der Einatmung in den Lungenspitzen durch den Tierversuch virulente Bacillen nach-weisen, ohne jedoch in jahrelangen Beobachtungen bei zahl-reichen anderen Tieren, die derselben Einatmung spärlicher Tuberkelbacillen ausgesetzt waren, eine Spitzentuberkulose zu sehen. Auch Lubarsch legt dem von Ribbert angenommenen Weg Wert bei. Wahrscheinlich ist es aber, daß solche **einzelne,** eingeatmete und durch die unversehrten Lymphbahnen abge-führten Bacillen zugrunde gehen oder ein latentes Dasein in den Lymphdrüsen führen. Der natürliche Schutzapparat ver-nichtet diese spärlichen Feinde oder läßt eine Erkrankung nicht zum Ausbruch kommen. Eine Tuberkulose, die hämatogen zum Ausgangspunkt der Phthise werden kann, entwickelt sich, wie die Untersuchungen von Küß, Albrecht und vor allem von Ghon gezeigt haben, in der Regel nur dann in den Bronchialdrüsen, wenn ein tuberkulöser Aspirationsherd irgendwo in der Lunge sitzt, der die regionären Drüsen mit einer größeren Anzahl von spezifischen Bakterien durch längere Zeit hin infiziert.

Wenn bei dieser hämatogenen Infektion die aerogene Auf-nahme der Bacillen durch die Lungen noch Voraussetzung war, so wird bei der zweiten Möglichkeit dem Eindringen der Tuber-kelbacillen vom Digestionstraktus aus der Respirationsapparat völlig ausgeschaltet. Daß die Bacillen mit der Nahrung oder mit Schmutz in den Verdauungsapparat häufig hineingelangen, ist selbstverständlich. Von diesem aus kann er an jeder Stelle das Lumen verlassen, in den Körper eindringen und lokale Er-krankungen erzeugen oder vom Ort seiner Invasion auf dem Blut- oder Lymphwege an andere Stellen verschleppt werden. Infolgedessen sehen wir auch, daß jeder Abschnitt des Ver-dauungsapparates, von der Zahnreihe bis zum Rectum, von den einzelnen Forschern angeschuldigt wird, die Eintrittsstelle für die Bacillen, die später auf dem Blutwege die Phthise aus-lösen, zu sein. Westenhoeffer sieht in den kleinen Verletzungen des Zahnfleisches, die in der Dentitionszeit der Kinder entstehen, die Eintrittspforte, durch die die Bacillen ihren Weg zu den regionären Drüsen nehmen; Lubarsch und Ito fanden in einer Reihe von Fällen den primären Tuberkuloseherd in der Gaumenmandel. Eine große Zahl anderer Forscher sieht den ersten Eingang in den Zungentonsillen. Nach Ansicht vieler Autoren (es seien hier nur noch genannt Aufrecht, Bartel und Spieler, Pottenger, Weichselbaum, Weleminsky u. a.) gehen dann die Bacillen, nachdem sie die regionären cervicalen Drüsen erreicht haben, direkt auf dem Lymphwege auf die Bronchialdrüsen über und gelangen so in das Lungengebiet. Dem gegenüber vertritt Beitzke die Anschauung, daß dieser Weg anatomisch nicht möglich ist. Ganz abgesehen davon, daß die Infektion die Bronchialdrüsen auch auf dem Blutwege von den Halsdrüsen aus erreicht haben kann, glaubt Beitzke bewiesen zu haben, daß es keine zuführenden Lymphbahnen von den cervicalen zu den bronchialen Drüsen gibt. Devrient, Hart, Kitamura, Most und Ghon sind zu einer Bestätigung der Beitzkeschen Anschauung gekommen. Fehlen die Verbindungsbahnen, so kann in den beobachteten Fällen nur das Blut der Vermittler gewesen sein, vorausgesetzt, daß die Infektion der Hilusdrüsen nicht von den Lungen aus erfolgt. Beckmann, Grober und M. Wassermann leiten den Tuberkelbacillus direkt von den Tonsillen über die Cervicaldrüsen durch die Lymphbahnen des Halses bis zur Pleura der Lungenspitze auf dem Lymphwege. Auch diesen Weg schließt Beitzke auf Grund seiner anatomischen Nachprüfungen aus und erklärt die von Grober erzielten Befunde durch eine Aspiration der aus den Tonsillen wieder ausgepreßten Injektionsflüssigkeit in die Trachea.

Zusammenfassend müssen wir sagen, daß in der Frage, ob die Bronchialdrüsen ohne einen primären Lungenherd tuberkulös dadurch erkranken können, daß die Entzündung von den Cervical- und Halsdrüsen auf sie fortgeleitet wird, eine Entscheidung noch nicht gefallen ist. Die Möglichkeit wollen wir nicht abstreiten, da es denkbar ist, daß wie jedes andere Organ, so auch die Drüsen an der Lungenpforte hämatogen von irgend einem primären tuberkulösen Herd aus infiziert werden können. Die schon erwähnten Untersuchungen von Küß und E. u. H. Albrecht, die in großem Maßstabe von Ghon aufgenommen und ausgebaut wurden, haben uns aber gezeigt, daß sich im kindlichen Alter, um das es sich hier vorwiegend handelt, fast ausnahmslos eine primäre Erkrankung in der Lunge nachweisen läßt, daß wohl jede Bronchialdrüsentuberkulose einen Aspirationsherd im regionären Lungenteil voraussetzt. Im Laufe der Zeit kann dieser Lungenherd zur völligen Abheilung kommen und die Hilusdrüsentuberkulose übrig bleiben. Aus solchen Befunden auf eine hämatogene oder lymphogene Infektion vom Halse her zu schließen, ist nach den Erfahrungen der pathologischen Anatomie nicht berechtigt. Wir stehen daher auf dem Standpunkt, daß für die Infektion der Bronchialdrüsen praktisch die Aspiration von Tuberkelbacillen in die Lunge verantwortlich zu machen ist. Wichtig erscheint uns diese Frage deshalb, weil bei der späteren Besprechung über die Häufigkeit, mit welcher der aerogene oder hämatogene Infektionsweg beschritten wird, zu berücksichtigen ist, ob eine Infektion der Bronchialdrüsen auch außerhalb des aerogenen Weges entstehen kann. Sind die Bronchialdrüsen tuberkulös erkrankt, so können sie, wie jede andere tuberkulöse Drüse im Körper, ganz gleich wo sie liegt, der Ausgangspunkt der hämatogen entstehenden Phthise werden. In dieser Beziehung nimmt die erkrankte Bronchialdrüse vor anderen tuberkulösen Drüsen keine Ausnahmestellung ein. Für die Entstehung der Phthise kommt von ihr aus nur der hämatogene Weg in Frage, da eine retrograde lymphogene Infektion zur Lungenspitze herauf den anatomischen Tatsachen widerspricht.

Die größte Menge der in den Mund gelangten Bacillen wird natürlich dem Darme zugeführt. Dem Eindringen der Tuberkulose vom Darm aus ist daher mit Recht die größte Aufmerksamkeit zugewandt. Daß die Bacillen vom Darm aus ins Blut gelangen können, darüber besteht heute kein Zweifel mehr. Ob der Darm dabei eine primäre, lokale Veränderung zeigen muß, wie Baumgarten verlangt, oder ob die Bacillen die Wand ohne Schädigung zu durchdringen vermögen, ist eine Frage, die uns hier für die Entstehung der Phthise wenig interessiert. Nach den Untersuchungen Uffenheimers, Wolffs, Orths und L. Rabinowitsch', Bartels, Reichenbachs und Bocks usw. ist wohl die Möglichkeit der Überwindung der intakten Schleimhaut durch die Bacillen bewiesen. Interessant und für die Beurteilung der Entstehung der Tuberkulose vom Darm aus wichtig sind die Angaben v. Behrings und Disses, die in einer erhöhten Durchlässigkeit, in einem diskontinuierlichen Bau der Magen-Darmschleimhaut bei Säuglingen eine Erleichterung des Eindringens der Bacillen sehen. Ebenso konnten Ficker und Moro bei jungen säugenden Tieren noch während der Verdauungszeit Bacillen im Blut wiederfinden. Erwachsene Tiere ließen ein Übergehen von Keimen nur erkennen, wenn sie sich im Hungerzustand befanden oder durch starke Arbeit erschöpft waren.

Nach Durchdringen der Schleimhaut gelangen die Stäbchen in das Gebiet der Mesenterialdrüsen, und in diesen waren sie stets bei allen experimentellen Versuchen nachweisbar. Hier wird der größere Teil der Bacillen zurückgehalten. Bei allen Tieren, die nach den Fütterungsversuchen längere Zeit leben gelassen werden, fand sich eine Tuberkulose der Mesenterialdrüsen (Uffenheimer, Orth und Rabinowitsch). Aber nicht alle Bacillen werden so abfiltriert, sondern ein Teil geht auf dem Wege des Ductus thoracicus oder vielleicht auch der Pfortader (Wrzosek) in das Blut über, kann zu metastatischer Erkrankung führen und auch die Phthise auslösen. Im allgemeinen ist ja der Mesenterialdrüsenapparat als Schutzwall dieser Eintrittspforte vorgelagert, in der Mehrzahl der Infektionsfälle fängt er auch die Krankheitserreger ab, in den 24 Versuchen von Orth und L. Rabinowitsch wurde der Wall nur fünfmal durchbrochen. Diese experimentellen Beobachtungen stimmen mit den Erfahrungen beim Menschen durchaus überein. Wir haben bereits im ersten Abschnitt unserer Darlegungen über die Herkunft der Bacillen gezeigt, daß bei der Infektion mit Perlsuchtbacillen im Kindesalter, die wir nur als eine Fütterungstuberkulose aufzufassen haben, die Erkrankung meist auf die regionären Drüsen des Darmes beschränkt bleibt, in leider nicht ganz seltenen Fällen schließt sich aber an die Mesenterialdrüsentuberkulose eine hämatogen vermittelte allgemeine Aussaat in die übrigen Organe, eine Meningitis, eine Knochentuberkulose usw. an (s. Tabelle I und II). In diesen beim Menschen beobachteten Fällen ist die Herkunft des Rinderbacillus vom Darm aus, das Durchbrochenwerden des schützenden Mesenterialdrüsenapparates, der Übertritt der Bacillen von dort aus in das Blut bewiesen. Der für die Entstehung der Phthise in Betracht kommende Typus humanus wird bei der viel größeren Empfänglichkeit des Menschen für diesen Stamm den Weg über den Darm in die Drüsen, von den Drüsen in das Blut, vom Blut zur Lungenspitze noch viel häufiger finden können.

Jeder primäre tuberkulöse Herd, der sich irgendwo im Körper befindet, kann nach unserer heutigen Anschauung dadurch der Ausgangspunkt für die Lungenphthise werden, daß er die auslösenden Bacillen liefert. Stets ist in diesem Falle das Blut der Vermittler. Um die Häufigkeit dieses Weges einzuschätzen, hat man versucht festzustellen, wie oft Tuberkelbacillen überhaupt im Blute von Menschen kreisen. Da in den letzten Jahren eine sehr umfangreiche Literatur über diesen Punkt entstanden ist, die geeignet erscheint, alle Kenntnisse, die wir aus anatomischen Forschungen, experimentellen Untersuchungen und klinischen Erfahrungen gewonnen haben, zu verwirren, so muß an dieser Stelle näher darauf eingegangen werden. Ausgegangen sind die Untersuchungen über den Befund von Tuberkelbacillen im Blut von der miliaren Aussaat im Körper und der Lungentuberkulose. Daß bei der ersteren Bacillen im Blute nachgewisen werden konnten (Weichselbaum, Meisel, Lustig, Rütimeyer und Sticker) kann kein Wunder nehmen. Auch bei vorgeschrittener Phthise wurde in früheren Jahren (Liebermeister) durch den Tierversuch der Übertritt von Bacillen ins Blut nachgewiesen. Diese Befunde decken sich durchaus mit den Ergebnissen der pathologischen Anatomie, die fast bei jeder schweren Phthise auch in anderen Organen hämatogen entstandene miliare Tuberkel findet.

Im Jahre 1908 und 1909 wurden dann von Stäubli und Schnitter Methoden angegeben, mittels deren das Auffinden von Tuberkelbacillen aus dem strömenden Blut im Ausstrichpräparat leichter gelingen sollte. Es handelt sich bei diesen Methoden um eine Auflösung des Blutes in 3 proz. Essigsäure, kombiniert mit dem bekannten Antiforminverfahren, wie es zur färberischen Darstellung der Bacillen aus dem Sputum benutzt wird. Mit dieser Methode haben nun eine große Anzahl von Autoren gearbeitet, und es hat sich eine umfangreiche Literatur, die sich mit dem Nachweis von Bacillen im Blut befaßt, ergeben. Eine zusammenfassende Übersicht über alle Arbeiten findet sich in dem Sammelreferat von Bacmeister im Zentralbl. f. d. Grenzgeb. d. Med. u. Chir. **16**, 1912, auf das ich bei der Unmöglichkeit, die ganze Literatur an dieser Stelle zu bringen, verweisen muß. Zunächst war es auffallend, in welch großer Zahl von Fällen bei leichter Lungentuberkulose zahlreiche Bacillen im Blut mittels des Ausstrichverfahrens gefunden wurden. Während eine Reihe von Forschern (Schnitter und Treupel, Lippmann, Jessen und Rabinowitsch, Ranström) die Bacillen nur bei vorgeschrittener Lungentuberkulose im Blute sahen, fanden Hilgermann und Lossen, Rosenberger, Koslow, F. Klemperer, Kurashige, Suzuki, Takaki, Liebermeister, Sturm, Cl. Kennerknecht usw. auch beim ersten Stadium, ja bei ganz initialen Veränderungen, dauernd so reichlich Bacillen im Blut, daß sie sich aus wenigen Kubikzentimetern Blut färberisch darstellen ließen. Einige der genannten Autoren fanden bei größeren Untersuchungsreihen in 100 Proz., also in allen Untersuchungen, einen positiven Befund im Blut Tuberkulöser (Rosenberger, Koslow, Kurashige). Dann aber, und das ist für uns hier besonders wichtig, wurden die Befunde noch erheblich ausgedehnt. F. Klemperer fand die Bacillen bei 7 Tuberkulose-Suspekten, einmal bei nicht diagnostizierbarer Tuberkulose, Suzuki und Takaki bei 28 anscheinend Gesunden, desgleichen Kurashige bei 20 Menschen, bei denen zur Zeit der Untersuchung keine klinischen Zeichen für Tuberkulose zu finden waren. Clara Kennerknecht hatte ein positives Resultat in 91 Proz. von 120 Kindern, von denen nur 68 sichere Tuberkulose hatten (68 sicher tuberkulös 100 Proz., 20 tuberkulös Verdächtige 90 Proz., 31 nicht nachweisbar tuberkulös 74 Proz.). Duchinoff fand in 78 Proz. ihrer Fälle von chirurgisch-tuberkulös Erkrankten säurefeste Bacillen im Blut, die sie als Tuberkelbacillen anspricht. Liebermeister berichtete über Untersuchungen an mehr als 70 Menschen, bei denen eine Tuberkulose nicht nachweisbar war und bei denen doch Tuberkelbacillen im Blut gefunden wurden, ferner bei 37 Fällen rheumatischer Erkrankung, bei 3 Fällen von Chorea, bei vielen Anämien ohne nachweisbaren Lokalbefund.

Diese überraschenden Befunde haben begreifliches Aufsehen erregt. Wenn es sich tatsächlich in allen diesen Fällen immer um Tuberkelbacillen handelte, müßten wir annehmen, daß nicht nur bei jeder manifesten oder ganz initialen Lungentuberkulose, sondern auch bei geringfügigen anderweitigen Organveränderungen, bei inaktiver Drüsentuberkulose, bei jeder chirurgischen Tuberkulose dauernd große Massen von Bacillen in das Blut geschwemmt werden und dort dauernd kreisen. Für die Entstehungsgeschichte der Phthise wäre es von der höchsten Bedeutung, wenn jeder Herd im Körper ununterbrochen Bacillen in das Blut leitete. Es haben Suzuki und Takaki gefunden, daß die Anwesenheit von Tuberkelbacillen im Blut einhergeht mit dem positiven Ausfall der Pirquetschen Reaktion, die, wie wir jetzt wissen, schon in einem großen Prozentsatz der Kinder, die noch keine klinisch nachweisbare Tuberkulose haben, positiv ist. Clara Kennerknecht will im Auftreten der Bacillen im Blut sogar ein Frühsymptom sehen, das der Pirquetschen und Moroschen Reaktion vorangeht. Kurashige und Liebermeister handeln, wenn ihre Untersuchungen eindeutig sind, ganz folgerichtig, wenn sie die Manifestation der Tuberkulose im Körper analog dem Verlauf der Syphilis einteilen in einen Primäraffekt, in die sekundäre allgemeine Bacillämie, die von diesem Primäraffekt ausgeht und zuletzt in die tuberkulöse Organerkrankung, für welche die Phthise das prägnanteste Beispiel ist.

Alle diese Resultate waren mit Hilfe des Ausstrichverfahrens gewonnen, durch färberische Darstellung der Bacillen aus dem mit Essigsäure und Antiformin vorbehandelten Blut. Eine Reihe von Autoren hat, um die Identität der gefundenen säurefesten Bacillen mit Tuberkelbacillen zu beweisen, den Tierversuch hinzugezogen. Dabei zeigte sich eine wesentliche Differenz des positiven Ausfalles gegen das Ausstrichverfahren. Die von Sturm, Kennerknecht und Duchinoff veröffentlichten Tierversuche, die mit der färberischen Darstellung parallel gingen, müssen wegen falscher Technik oder Deutung abgelehnt werden. Alle anderen Untersucher kamen zu dem Resultat, daß der Tierversuch in all den Fällen, wo die Tuberkulose klinisch nicht deutlich nachweisbar war, meistens versagte. Die Anschauung Liebermeisters, daß es sich in diesen Fällen um abgeschwächte, nicht mehr virulente Bacillen handelte, war bei der großen Menge, die nach Ausfall des Färbeverfahrens im

---

*) Siehe Bacmeister und Rueben: Über „sekundäre" Tuberkulose. Deutsche med. Wochenschr. 1912. 50.

Blute kreisen mußten, unwahrscheinlich. Die Nachprüfung, die von mir und Rueben vorgenommen wurde, zeigte dann auch, daß das Schnitter-Stäublische Verfahren nicht geeignet ist, diese Frage zu entscheiden. Wir wiesen nach, daß auf diese Weise im Ausstrichpräparat Gebilde zur Darstellung kommen. die in Aussehen und Färbbarkeit sich in nichts von Tuberkelbacillen unterscheiden, aber sicher keine sind*). Alle Untersuchungen, die sich nur auf diese Methoden aufbauen, sind abzulehnen. Eine dauernde Bacillämie, eine Überschwemmung des Blutes mit Bacillen aus initialen oder latenten Herden findet nicht statt. Nur durch den Tierversuch ist der Nachweis virulenter Bacillen im Blut zu führen. Querner, Kahn, Rothecker, Charon, Elsaesser, Goebel, Dreesen, Lang u. a. sind dann zu einer Bestätigung meiner Feststellungen gekommen.

Wenn wir jetzt auch wissen, daß es sich bei jeder lokalen tuberkulösen Erkrankung im Körper nicht um eine dauernde Ausschüttung von Bacillen handelt, daß bei beschränkter Tuberkulose im Blut meist keine Bacillen nachweisbar sind, so haben die zahlreichen Tierversuche, die infolge dieser Arbeiten gezeitigt sind, doch ein gutes gehabt. Bei dem großen Material, das von verschiedenen Seiten zusammengebracht wurde, konnte jetzt auch beim Menschen bewiesen werden, daß schon bei beschränkter Tuberkulose einzelne, spärliche Bacillen in das Blut übertreten können. So fand Liebermeister unter seinen sehr zahlreichen Blutübertragungen von Menschen auf Meerschweinchen in 6 Fällen ein Angehen von Tuberkulose beim Tier, wo der Mensch klinisch kein Zeichen der Tuberkulose bot**). Wenn natürlich auch nicht auszuschließen ist, daß die Bacillen aus einem kleinen, klinisch nicht nachweisbaren Lungenherde stammen, so ist dadurch doch der Beweis geliefert, daß bereits kleinste Herde Tuberkelbacillen ans Blut abgeben können, wenn es natürlich auch nur sehr spärliche Exemplare sind. So besteht auch beim Menschen kein Zweifel mehr, daß aus einem

---

*) Kahn nimmt an, daß Fibrin, Erythrocytenhüllen, Leukocyten-Granula, die sämtlich säurefest sind, zu den Täuschungen Anlaß gegeben haben.

**) Lubarsch fand, wie er kürzlich mitgeteilt hat, in 14 Fällen von geheilter verkalkter Tuberkulose zweimal nach dem Ergebnis des Tierversuches virulente Bacillen in dem aus dem Herzen entnommenen Blut.

pulmonalen oder extrapulmonalen Herd Bacillen auf dem Blutwege in die Lungenspitze eindringen können. Daß von einem peripheren Ort, der nicht mit dem Intestinaltraktus zusammenhängt, Tuberkelbacillen hämatogen die Lunge erreichen können, haben ferner die Versuche Baumgartens gezeigt, der Tuberkelbacillen in die Harnblase von Tieren brachte und Lungentuberkulose damit erzeugte. Die Kette der Beweise, daß tatsächlich auf hämatogenem Wege von einem peripheren Krankheitsherde aus eine **Lungenphthise** entstehen kann, wird durch den Ausfall meiner Experimente geschlossen: unter bestimmten Bedingungen, auf die wir noch zurückkommen werden, konnte ich bei Kaninchen tatsächlich durch Infizierung der Leistendrüsen zum ersten Male auch bei Tieren eine isolierte Lungenspitzenerkrankung phthisischer Art hervorbringen.

3. Häufigkeit der aerogenen oder hämatogenen Infektion.

Nachdem wir festgestellt haben, daß die Auslösung der Lungenphthise sowohl durch aerogenes wie hämatogenes Eindringen der Bacillen möglich ist, drängt sich von selbst die Frage auf, wie häufig der eine oder andere Weg beschritten wird, welche Form der Ansteckung für den Menschen als die gefährlichste zu betrachten ist. Um diese Frage zu klären, hat man zunächst nach den allerersten tuberkulösen Veränderungen im Körper gesucht. Auf Grund des Ausfalles der anatomischen Untersuchungen über die Häufigkeit der ersten Veränderungen ausschließlich im Respirationstraktus sprechen sich zahlreiche Autoren dahin aus, daß für die Mehrzahl der initialen Tuberkulosen überhaupt die Aspiration in Frage kommt. Lubarsch fand unter 1087 Tuberkulosefällen allein 334, in denen als primärer Herd eine Lungenerkrankung nachweisbar war (38 Proz.), nach Ghon ist dieser Prozentsatz viel höher. Ganz abgesehen von der Frage, ob ein Teil dieser Herde nicht auch hämatogen entstanden sein kann, stehen diesen Lungenherden zahlreiche andere Befunde gegenüber, die für die große Häufigkeit des Eindringens vom Intestinaltraktus sprechen. Die meisten mitgeteilten Befunde von Tonsillentuberkulose können hier nicht verwertet werden, da sie meist an anderweitig tuberkulös befallenen Kranken gemacht wurden. Lubarsch beobachtete 12 Fälle von wirklich primärer Gaumenmandeltuberkulose. Ito zwei. Dagegen berichten sehr zahlreiche Autoren über das Vorkommen primärer intestinaler Tuberkulose. Die angegebenen Zahlen schwanken recht erheblich, so daß man sich nur schwer ein Bild von der zahlenmäßigen Häufigkeit des Eindringens der Tuberkulose vom Darm aus machen kann. Beitzke berechnet die Zahl der angegebenen primären Intestinaltuberkulosen als einzige tuberkulöse Manifestation im Körper, wenn alle Angaben der Autoren nach gemeinschaftlichen Gesichtspunkten geordnet werden, auf 16 bis 20 Proz. unter allen tuberkulösen Kindern. Wahrscheinlich ist aber die Zahl noch höher, da in vielen Fällen, bei denen sich die intestinale Erkrankung bereits weiter ausgebreitet hat, die Infektion auf diese Quelle zurückzuführen ist.

Ein Bild über die Häufigkeit des Infektionsmodus läßt sich aus diesen Zahlen nicht gewinnen. Hervor geht aus ihnen wieder nur, daß beide Wege häufig beschritten werden. Zu berücksichtigen ist, daß die sogenannten primären Lungenherde hämatogen aus anderweitig infizierten Drüsen des Körpers, die entweder nicht gefunden oder makroskopisch nicht als erkrankt erkannt wurden, stammen können, daß bei den primären intestinalen Erkrankungen die Fälle, die vom Typus bovinus erzeugt wurden (nach Orth sollen es 10 Proz. aller tuberkulösen Kinder sein), für die direkte Entstehung der Phthise nach unserer heutigen Kenntnis auszuschalten sind.

Der Weg der Zählung der primären Herde hat sich aber auch aus anderen Gründen als unzuverlässig erwiesen. Die Untersuchungen von Weichselbaum, Bartel und ihrer Wiener Mitarbeiter haben uns in den letzten Jahren gelehrt — und damit wurde eine alte Anschauung v. Behrings wieder zur Diskussion gestellt —, daß die in das Lymphgewebe eingedrungenen Bacillen dort längere Zeit liegen bleiben können, ohne zunächst eine spezifische Erkrankung hervorzurufen. In diesem Inkubationsstadium tritt höchstens eine Hyperplasie des lymphatischen Gewebes ein. Das Schicksal dieser latenten Tuberkelbacillen kann ein verschiedenes werden. Entweder sie gehen im Latenzstadium bereits zugrunde oder sie führen zu einer kleinen, bald ausheilenden lokalen Erkrankung oder schließlich werden sie der Ausgangspunkt einer progredienten Tuberkulose. Wir haben oben im ersten Abschnitte darauf hingewiesen, und wir werden weiterhin darauf zurückkommen müssen, daß viele Tatsachen dafür sprechen, daß eine überstandene primäre, geringfügige Infektion durch eine relative Immunisierung, durch eine Umstimmung der biologischen Eigenschaften des Organismus die Lungen für die Phthise vorbereitet. Die Rolle dieser primären Infektion kann nun schon das Eindringen der Bacillen in die Drüsen übernehmen, selbst wenn die Krankheitserreger über das Stadium der Latenz nicht hinauskommen, eine eigentliche tuberkulöse Gewebserkrankung nicht bewirken und durch die vorhandenen und provozierten Schutzkräfte des Körpers abgetötet werden. Die erworbene relative Resistenz schützt jetzt bei neuer Infektionsmöglichkeit den übrigen Körper und die aus anderen (siehe unten) Gründen exponierten Lungen erkranken an der Phthise. Abgesehen von dieser indirekten Einwirkung bei der Entstehung der Phthise hat aber die Wiener Schule nachgewiesen, daß der Tuberkelbacillus schon in seinem latenten Stadium. das heißt zu der Zeit, wo in der befallenen Drüse noch keine spezifischen tuberkulösen Veränderungen nachweisbar sind, in das Blut übertreten, die Lungenspitzen erreichen und die Phthise, mag nun der Boden vorbereitet sein oder nicht, auslösen kann. Aus diesem Grunde gibt die Untersuchung bereits manifester Herde an den verschiedenen Eintrittspforten ein falsches Bild. Um einen Überblick zu erhalten, wie häufig die Infektionsmöglichkeit für die Phthise durch die Lungen oder durch den Verdauungsapparat gegeben ist, muß man ein möglichst großes menschliches Material daraufhin untersuchen wie oft in den Drüsen des Respirationsapparates und der Verdauungsorgane überhaupt Tuberkelbacillen zu finden sind, ohne daß es bereits zu spezifischen Veränderungen gekommen ist. Ein absolutes Maß für die Entstehung der Phthise auf dem einen oder dem anderen Wege wird man damit natürlich auch nicht gewinnen können; wir wissen nicht, in wieviel Fällen tatsächlich die Bacillen von den bakterienbeherbergenden Drüsen in das Blut übertreten; das Kreisen im Blut bedingt auch noch nicht die Entstehung der Phthise. Immer wieder muß betont werden. daß das Eindringen der Bacillen in die Lungenspitze noch nicht zu der Entstehung der Phthise genügt, daß die Infektionsgelegenheit noch nicht gleichbedeutend mit dem Ausbruch der Krankheit ist. Eine ebenso wichtige Rolle, wie das Vorhandensein der Erreger, spielen die lokalen Verhältnisse in der

Lunge, die wir unter dem Namen „Disposition" zusammenfassen. Nur dann, wenn beide Komponenten, die Invasion der Bacillen und die für das Haften und die Entwicklung günstigen lokalen Verhältnisse, zusammentreffen, kann die Lungenphthise entstehen. So geben uns die Untersuchungen, auf die jetzt hingewiesen werden soll, nur einen Überblick über die Infektionsmöglichkeit von der einen oder anderen Seite aus, ohne daß mit der Möglichkeit die Tatsache bewiesen wird.

Wir übergehen hier die Tierversuche, da sie für die Frage nach der Häufigkeit des Eindringens der Bacillen für den Menschen von der einen oder anderen Seite nicht in Frage kommen (Bartel und Spieler). Beim Menschen ist man so vorgegangen, daß man bei Sektionen unter aseptischen Kautelen Drüsen aus allen Gegenden, die hier Interesse haben, herausnahm, auf Meerschweinchen überimpfte und zur anatomischen Untersuchung benutzte. Entscheidend konnten bei dieser Fragestellung — man wollte das allererste Eindringen nachweisen — nur solche Drüsen sein, die keine anatomischen Merkmale schon bestehender Tuberkulose aufwiesen. Wichtig geworden sind die Untersuchungen von Harbitz, Weichselbaum und Bartel, Gaffky und Rothe, weil sie an einem größeren Material vorgenommen wurden und weil sich die Untersuchungen auf alle Drüsen der hier wichtigen Gegenden erstreckten. Harbitz fand unter 91 nicht tuberkulösen Kindern 18 mal Tuberkelbacillen durch Übertragung von Drüsen auf Meerschweinchen, 13 mal in Halsdrüsen und je 1 mal in den Trachealdrüsen allein, je 1 mal in Hals- und Mesenterialdrüsen, Hals-Tracheal- und Mesenterialdrüsen, Hals- und Trachealdrüsen, Mesenterial- und Retroperitonealdrüsen. Der Ausfall dieser Untersuchungen weist auf den Eintritt besonders durch die Mundhöhle (Tonsillen — Aufrecht) hin. Weichselbaum und Bartel fanden 8 mal Tuberkellbacillen, und zwar je 1 mal in den Halsdrüsen und Mesenterialdrüsen, 2 mal in den Tonsillen allein, 2 mal in Tonsillen und Halsdrüsen, je 1 mal in Hals- und Bronchialdrüsen, Hals-Bronchial-Mesenterialdrüsen. Die weitaus zahlreichsten Untersuchungen sind unter der Leitung von Gaffky gemacht worden. Gaffky und Rothe berichten über die Ergebnisse bei 400 Kinderleichen. Durch Verimpfung ihrer Mesenterial- und Bronchialdrüsen auf Meerschweinchen wurde in 78 Fällen (19,5 Proz.) eine tuberkulöse

Infektion festgestellt. Davon erwiesen sich 42 mal beide Drüsen-gruppen, 14 mal nur die Mesenterialdrüsen und 22 mal nur die Bronchialdrüsen tuberkulös infiziert.

Aus diesen Zahlen geht hervor, daß man weder dem einen Weg noch dem anderen eine große Bevorzugung zusprechen kann. Wir sehen im Gegenteil, daß bei gegebener Infektions-gelegenheit in den meisten Fällen die Bacillen sowohl vom Respirationsapparat wie vom Verdauungsschlauch aufgenommen und in die entsprechenden Lymphbahnen geleitet werden. Viel-leicht sind in einem Teil der Fälle, wo beide Systeme infiziert waren, die Bronchialdrüsen lymphogen oder hämatogen von den Drüsen des Intestinaltraktus sekundär befallen oder umgekehrt. Die Zahlen, die nur das Bronchial- und Mesenterialsystem betreffen, reden eine deutliche Sprache. Die Gelegenheit zur Entstehung der Phthise ist auf beiden Wegen in fast gleicher Weise gegeben, wenn auch die Aufnahme der Bacillen durch die Luftwege etwas im Vordergrund zu stehen scheint. Beide Infektionsmöglichkeiten sind bewiesen. Die Quelle der Bacillen zu kennen, genügt, um sie zu bekämpfen. Vor Bacillenaspiration ist der Mensch und besonders das Kind in gleicher Weise zu schützen wie vor der Schmier- und Schluckinfektion. Es ist müßig, sich darüber zu streiten, wie oft auf respiratori-schem Wege, wie oft vom Darm aus die Phthise ausgelöst wird. Die anatomischen Erfahrungen, die bakteriologischen Untersuchungen und die experimentelle Forschung beweisen übereinstimmend, daß beide Wege häufig beschritten werden. Nach der Art der Infektionsgelegenheit richtet es sich, ob der Krankheitserreger seinen Weg durch die Luftwege oder durch den Verdauungsschlauch nimmt. Es ist müßig, sich auf eine bestimmte Eingangspforte (Tonsillen, Bronchialdrüsen usw.) zu versteifen, alle Wege stehen dem Tuberkelbacillus offen. Häma-togen und aerogen ist die **Infektionsmöglichkeit** praktisch die gleiche, beide Wege führen zur Phthise, wenn die Bacillen in eine für den Ausbruch der Krankheit disponierten Lungen-spitze gelangen.

Zweites Kapitel

Die Bedeutung der tuberkulösen Infektion im Kindesalter für die Entstehung der Phthise.

Im vorhergehenden haben wir uns mit der Herkunft und dem Eindringen der Tuberkelbacillen in die Lungenspitze beschäftigt. Wir haben jedoch wiederholt darauf hingewiesen, daß die Invasion des Feindes noch nicht genügt, um die typische Phthise auszulösen. Wir wissen, daß in allen Kulturländern die Tuberkelbacillen so häufig sind, daß sie von einer so gewaltigen Menge von Bacillenstreuern dauernd verbreitet werden, daß man praktisch von einem ubiquitären Vorhandensein der Bacillen sprechen kann. Ja es scheint, daß die Tuberkelbacillen auch unabhängig von erkrankten Menschen und Tieren eine Existenz- und Verbreitungsmöglichkeit haben, die wir noch nicht übersehen können, denn Hillenberg fand in einer Reihe von Landgemeinden, in denen nachweislich seit 10 Jahren kein Todesfall an Tuberkulose vorgekommen war, in denen die Milchverhältnisse in hygienischer Weise geordnet erschienen, trotzdem 25 Proz. der Schulkinder auf Tuberkulin reagierend. Fast jeder Mensch ist so dem Eindringen von Tuberkelbacillen auf die eine oder andere Weise ausgesetzt, die Infektionsmöglichkeit ist bei jedem gegeben. Die Größe der Erkrankungsziffer ist in unseren Kulturländern dementsprechend eine gewaltige. Schon die Untersuchungen der Pathologen haben uns gezeigt, daß die größere Zahl aller Menschen nachweisbare tuberkulöse Veränderungen im Körper trägt. (Naegeli, Burkhardt, Lubarsch, Beitzke, Hart usw.) Der Streit, ob 60 Proz. oder über 90 Proz. aller Menschen durch die anatomische Untersuchung als tuberkulös infiziert zu betrachten sind, ist dadurch zwecklos geworden, daß, wie wir oben ausführlich darlegten, eingedrungene Bacillen im Drüsensystem sich lange latent halten können oder nur eine leicht zu übersehende Hyperplasie des Gewebes verursachen. In der richtig angestellten Tuberkulinprobe (Pirquetsche Reaktion) haben wir jetzt ein sicheres Mittel, auch eine geringfügige oder latente Erkrankung nachzuweisen. Übereinstimmend geht aus allen Statistiken hervor (Calmette, Herford, Nicolaescu und Nestor, Scheltema, Ranke, Hillenberg, Pollak usw.), daß bereits im kindlichen Alter ein großer Teil aller Kinder einer tuberkulösen Infektion unterliegt. In dichtbevölkerten Landstrichen und Großstädten sind gegen Ende der Kindheit fast 100 Proz. der Kinder tatsächlich infiziert, und auch auf dem Lande ist die Zahl der auf Tuberkulin reagierenden Kinder eine überraschend große und betrifft selbst in den niedrigsten Statistiken wenigstens ein Drittel aller Kinder. Solche Kinder, die aus nachweisbar tuberkulösem Milieu stammen, sind ausnahmslos als irgendwie infiziert zu betrachten. Schon aus diesen Zahlen geht hervor, daß das Überstehen einer tuberkulösen Erkrankung irgendwo im Körper als Quelle für die endogene Infektion und die Möglichkeit, Bazillen exogen zu aspirieren, noch nicht die alleinige Grundlage für die Entstehung der **Phthise** sein kann. Trotz der fast regelmäßig gegebenen Infektionsmöglichkeit erkranken und sterben nicht alle Menschen an der Lungenphthise, die Infektion allein genügt nicht, um diese Erkrankung zu erzeugen.

Wenn in einem Organ pathogene Bacillen, die in das Gewebe eingedrungen sind, nicht angehen. so kann das an zwei Ursachen liegen, entweder ist der ganze Organismus und mit ihm das betreffende Organ durch eine allgemeine ererbte oder erworbene Immunität gerade gegen diese Erreger geschützt, oder das Organ selbst ist mit besonderen Schutzvorrichtungen gegen den eindringenden Feind ausgestattet. Wird aber in gesetzmäßiger Weise gerade ein bestimmtes Organ vom ganzen Körper und in diesem wieder eine bestimmte Stelle regelmäßig als Ausgangspunkt der Krankheit befallen, so müssen wir annehmen, daß eine spezifische Immunität entweder nicht bestanden hat oder leicht zu überwinden war, daß im Gegenteil dieses Organ besonders empfänglich für die Erkrankung ist. daß eine erhöhte ererbte oder erworbene Disposition gerade an dieser Stelle die Entwicklung der Krankheit möglich machte. Alle diese Fragen haben für die Entstehung der Phthise das größte Interesse. In der Lunge entwickelt sich die Phthise.

warum aber entsteht die Erkrankung nur in einem Teil der Fälle, wenn der Bacillus in die Lungenspitze gelangt? Ist im günstigen Falle die Lunge besonders geschützt, oder barg die erkrankte eine besondere Disposition für den Ausbruch des Prozesses?

Im allgemeinen müssen wir annehmen, daß die gesunde normale Lunge keine besondere Disposition für bakterielle Erkrankungen bietet. Es ist dieses Organ zwar dem Eindringen pathogener Keime mit der Luft in hohem Maße ausgesetzt, dafür aber auch mit einem verstärkten Schutzapparat ausgerüstet. Kein Organ ist mehr darauf eingerichtet, eingedrungene Fremdkörper aus dem Gewebe zu entfernen, wie gerade die Lunge. Ein ausgedehnter Lymphapparat hat die Aufgabe, alle eingeatmeten corpusculären Körperchen aus der Lunge hinauszuschwemmen, soweit Flimmerbewegung, Schleimsekretion und Husten die Lungen nicht gereinigt haben. Zahllose Bakterien werden auf diese Weise in das schützende Lymphgewebe, das die ganze Lunge durchzieht und die kleinsten Gefäße und Bronchien bekleidet, gebracht und dort vernichtet. Nur durch diesen ausgedehnten natürlichen Schutzapparat ist die Lunge, die dauernd der exogenen Infektionsgefahr durch alle möglichen pathogenen Keime unterliegt, in der Lage, sich vor den eingedrungenen Bacillen zu schützen und sie unschädlich zu machen. Dasselbe gilt auch für die Tuberkelbacillen. Ich konnte nachweisen, daß nach Inhalation tuberkulösen Materials bei Kaninchen in den Lungenspitzen häufig virulente Tuberkelbacillen zu finden waren. In jahrelangen Versuchen fand ich aber niemals in normalen Lungen eine tuberkulöse Spitzenerkrankung. Die Bacillen müssen also in ihrer Entwicklung gehemmt, vernichtet oder abgeführt sein. Es liegt kein Grund vor, anzunehmen, daß die menschliche Lunge sich anders verhält, daß nicht auch hier spärliche, vereinzelte Bacillen aus der intakten Lunge entfernt werden können, ehe sie Schaden stiften. Ein durchgängiger funktionierender Lymphapparat garantiert der Lunge eine große Sicherheit gegen die Invasionsgefahr von seiten aller Erreger.

Daß dieser natürliche Schutz besonders virulenten Bakterien, besonders massiger Infektion gegenüber nicht ausreicht, braucht hier nicht ausgeführt zu werden. Für die Entstehung der Phthise interessiert uns vor allem die Frage, ob diese günstige Stellung der Lunge Infektionserregern gegenüber gerade bei der Tuberkulose eine Steigerung erfahren kann. Wir wissen, daß bei einer Reihe von Infektionskrankheiten eine einmal überstandene Infektion den Körper vor einer zweiten Erkrankung derselben Art schützen oder diese wenigstens mildern kann. Wir haben oben auf die große Verbreitung der Tuberkulose im Kindesalter hingewiesen. Hat diese meist geringfügige Infektion eine Bedeutung für die spätere Entstehung der Phthise, wird durch sie eine absolute oder relative Immunität des Organismus und mit ihm der Lungen erzeugt, die das Individuum vor dem Ausbruch der Phthise schützt oder den Charakter der Phthise bestimmt?

Die Tuberkuloseforschung hat von jeher einen Unterschied gemacht einerseits zwischen der unter dem Bilde der akuten Infektionskrankheit verlaufenden Tuberkulose, die entweder sich schnell im ganzen Körper generalisiert oder lokal beschränkt zu ausgedehnten käsigen Prozessen führt, und andererseits der echten, chronischen, von der Spitze ausgehenden Phthise. Wir wissen, daß letztere sich fast nur bei erwachsenen Menschen findet, sich selten vor den Pubertätsjahren ausbildet, während die pneumonische, käsige oder generalisierte Form gewöhnlich den Kindern eigentümlich ist. Nun ist die interessante Entdeckung gemacht, daß auch in den Ländern, die in der Kultur noch zurück sind, die noch eine geringere Durchseuchung mit Tuberkulose haben, die Erkrankungsform beim Erwachsenen viel seltener die echte Phthise ist, sondern der akuten Form der Kinder ähnelt. So stellte Westenhöffer fest, daß nach dem gewonnenen Sektionsmaterial in Chile die Tuberkulose sehr erheblich weniger verbreitet ist wie in den europäischen Kulturländern und daß dort die Tuberkulose bei vielen dieser Menschen nach Art einer akuten Infektionskrankheit, nicht aber in der bei uns häufigeren und gewohnten Weise einer schleichenden, chronischen Krankheit auftrat. Über ähnliche Beobachtungen berichten Metschnikoff, Burnet und Tarrasewitsch. Sie fanden im Innern des Kalmückengebietes, das mit der Außenwelt nur durch den Verkehr einzelner Hausierer kommuniziert, eine geringe Tuberkulosemorbidität. Alle vorkommenden Tuberkuloseformen sind dabei hier vorwiegend akute Tuberkulosen (generalisierte Tuberkulose, allgemeine Drüsentuberkulose usw., während die Lungenphthise nur ganz selten angetroffen wird. In den Grenzgebieten aber, wo infolge des größeren Verkehrs die Erkrankungszahl an Tuberkulose ebenso groß ist wie bei den umwohnenden Russen, überwiegt die Phthise wie bei den russischen Nachbarn. Ähnliche Verhältnisse fand Deyke in der Türkei. Es ist bekannt, daß zahlreiche Naturvölker mit der Zivilisation und anderen Infektionskrankheiten von uns auch die Tuberkulose empfingen und an ihr massenhaft zugrunde gingen; nach den Beschreibungen scheint es sich auch bei diesen Völkern um ein Vorwiegen akuter Tuberkuloseformen und nicht der Phthise gehandelt zu haben. Auch in Österreich wurde die Beobachtung gemacht, daß in Regimentern, die sich aus Bosnien und der Herzegowina rekrutierten, die Soldaten viel häufiger an akuten Formen der Tuberkulose erkrankten, weil die Tuberkulose in ihren Heimatprovinzen viel weniger verbreitet ist.

Aus diesen Beobachtungen ist von verschiedenen Seiten der Schluß gezogen, daß die gutartige chronische Lungenphthise der schweren akuten Tuberkuloseform gegenüber sich in einem Organismus entwickelt, der durch eine frühere lokale, vielleicht völlig ausgeheilte oder latent gewordene Infektion vorbereitet und relativ immunisiert wurde.

Eine gewisse Stütze haben diese Anschauungen durch das Tierexperiment erfahren. Orth und L. Rabinowitsch konnten als erste feststellen, daß durch eine Vorbehandlung mit wenig virulenten Tuberkelbacillen, die nur örtliche tuberkulöse Veränderungen erzeugten, Meerschweinchen so beeinflußt werden können, daß eine zweite Infektion, die mit virulenten menschlichen Bacillen erfolgte, nicht wie gewöhnlich zu einer generalisierten Tuberkulose führte, sondern zu Veränderungen nur in der Lunge, die der Phthisis pulmonum analog waren. Auch bei Kaninchen, die in ihrem Verhalten dem Typus humanus gegenüber dem Menschen näher stehen wie das Meerschweinchen. konnten durch dieselben Forscher bei ähnlicher Versuchsanordnung chronische Lungenveränderungen erzeugt werden. Bartels und Lewy kamen zu gleichen Resultaten. Ein besonderes Verdienst hat sich in dieser Richtung Römer erworben, der an den verschiedenen Tierarten mit einer Versuchsanordnung, die möglichst der natürlichen Infektionsgelegenheit angepaßt war, den immunisierenden Einfluß einer primären Infektion fesstellte.

Auf Grund aller dieser Tatsachen hat man auf die bekannte Lehre v. Behrings wieder zurückgegriffen, daß die Schwindsucht sich nur in einem Körper entwickle, der durch eine Infektion im Kindesalter für die Phthise vorbereitet sei. Eine in der Jugend überstandene tuberkulöse Infektion verleiht nach Behring zwar eine gewisse Resistenz, disponiert aber zur Phthise im erwachsenen Alter. „Die Lungenschwindsucht ist nur das Ende von dem einem Schwindsuchtskandidaten schon an der Wiege gesungenen Liede. Die Entstehung der menschlichen Schwindsucht erfordert eine spezifische Disposition, die aber nicht im Sinne einer von Ewigkeit her gewissen Individuen des Menschengeschlechtes zugewiesenen Dispositon, auch nicht im Sinne einer irgendwie erworbenen Disposition, die dann auf die Deszendenten erblich übertragen wird, sondern im Sinne einer durch infantile Infektion erworbene Disposition, die, auf dem Umwege über die Skrophulose und ihre Folgezustände, in der Lungenspitzenverkäsung ihre erste charakteristische Manifestation erfährt.“ Daß wir, selbst bei Anerkennung einer den Charakter der Phthise bestimmenden erworbenen relativen Immunität, die Definition Behrings über die erworbene Disposition so nicht mehr aufrecht erhalten können, wird unten ausführlich auseinandergesetzt werden. Während v. Behring noch die exogene Reinfektion eines im Kindesalter infizierten Organismus für die Entstehung der Phthise für möglich hält (auch hier wird schon die Hauptbedeutung der endogenen Infektion der Lungenspitzen beigelegt), erklärt Römer die Entstehung der Schwindsucht auf dem Blutwege von in der Kindheit erworbenen Herden für die weitaus häufigste Art. Die von Römer modifizierte Behringsche Lehre läßt die Phthise folgendermaßen entstehen: In der Kindheit stattfindende Tuberkuloseinfektionen führen, wofern sie nicht akut tödlich verlaufen, zu einer erhöhten Widerstandsfähigkeit gegen weitere Tuberkuloseentwicklung. Die so erzeugte Immunität reicht in der Regel gegen von außen kommende Infektionen späterer Jahre aus. Ermöglichen besondere Umstände physiologischer oder pathologischer Art den im Körper heimischen Tuberkelbacillen eine derartige Vermehrung, daß der vorhandene Immunitätsgrad nicht mehr ausreicht, die krankmachenden Folgen einer metastatischen Reinfektion zu verhüten, so kommt es zur Entwicklung neuer Tuberkuloseherde und erneuter tuberkulöser Krankheitserscheinungen phthisischer Art. Die Frage, warum gerade erst während und nach den Pubertätsjahren die Phthise sich entwickelt, läßt Römer offen. Es mag hier ein Versagen der Immunität aus anderen Gründen (akzidentelle Krankheiten, Einfluß der Pubertätsreife usw.) vorliegen, wie auch Hamburger annimmt, oder es mögen lokal disponierende Momente, die auf die Lungenspitze selbst wirken, die auslösende Ursache sein. Eine ähnliche Lehre vertreten u. a. Hamburger*), Wolff und Petruschky, die die Phthise als eine Teilerscheinung einer allgemeinen Tuberkuloseinfektion auffassen. Die ganze Erkrankung verläuft, ähnlich der Lues, mit manifesten und latenten Stadien, von denen jedes seinen charakteristischen Verlauf hat. Die erste Infektion findet gewöhnlich im ersten Dezennium des Lebens statt. Der Primäraffekt heilt aus oder bleibt latent bestehen. Von diesem Herde resp. den regionären Drüsen kann es zur generalisierten Tuberkulose kommen (Miliartuberkulose, hämatogene Metastasen), und schließlich entsteht im vorbereiteten Körper die tertiäre Manifestation: die chronische Phthise und andere ulceröse Prozesse (siehe auch Seite 25).

Gegen diese Anschauungen hat Orth gewichtige Bedenken erhoben. Orth weist auf die Tatsache hin, daß häufig an geringe Veränderungen, die in ganz circumscripten oder in völliger Rückbildung begriffenen Herden bestehen, sich häufig eine akute Tuberkulose anschließt, die den Tod herbeiführen kann. Eine massive Reinfektion aus den alten Herden im Sinne Römers, die den bestehenden Immunitätsschutz überwindet, erscheint nach dem anatomischen Befunde unwahrscheinlich; es handelt sich entweder um eine exogene Neuinfektion, die selten ganz

---

*) In seinem Referat auf der XI. Internationalen Tuberkulose-Konferenz (Oktober 1913) formuliert Hamburger seine Anschauung dahin: „Die Lehre von der Lungenphthise als Spät- oder Tertiärform der Lungentuberkulose erscheint zwar logisch gerechtfertigt, doch vorderhand nicht experimentell bewiesen. Ebenso gerechtfertigt, doch nicht bewiesen ist die Vorstellung, daß es sich bei der Lungenphthise um eine Exacerbation alter tuberkulöser Herde handelt. Ob bei der Phthiseentstehung tuberkulöse Reinfektionen eine ätiologische Rolle spielen, ist ebenfalls vorderhand eine ganz unentschiedene Frage."

auszuschließen ist, oder um eine ganz spärliche Reinfektion aus dem bestehenden Herde. Wenn trotzdem dadurch eine schwere akute Erkrankung herbeigeführt wird, so kann der bestehende Immunitätsgrad, den übrigens auch Orth anerkennt, nicht groß sein. Orth macht vor allem darauf aufmerksam, daß die Lungenschwindsucht nicht das Resultat einer einzigen Infektion oder Reinfektion ist, sondern daß die Phthise ein Prozeß ist, der bald schneller, bald langsamer ungleichmäßig fortschreitet, bei dem also immer wieder neue Reinfektionen auftreten, von denen man keineswegs annehmen darf, daß es sich stets um neue massive Infektionen handelt, bei denen man im Gegenteil anzunehmen gezwungen ist, daß nur eine geringfügige, sei es endogene, sei es exogene Infektion dem Fortschreiten der tuberkulösen Prozesse zugrunde liegt. Nach den vorher erwähnten Anschauungen soll ein in der Kindheit erworbener Tuberkuloseherd den Anstoß zur Lungenschwindsucht geben. Es müßte sich also bei jedem Phthisiker nicht nur ein in der Kindheit erworbener alter Herd, sondern ein derartiges Bacillendepot finden, daß von diesem aus eine so massive Reinfektion erfolgt, daß der erworbene relative Schutzwall durchbrochen wird. Dem aber widerspricht nach Orth die Erfahrung der pathologischen Anatomie, denn bei den meisten Phthisikern finden sich keine älteren, bis in die Jugendzeit zurückdatierenden Herde, und wenn man solche Herde findet, befinden sie sich in einem Zustande, daß es unstatthaft erscheint, von ihnen eine massive Reinfektion abzuleiten. Damit bestreitet, wie wir sehen werden, aber Orth durchaus nicht die Wichtigkeit der primären Infektion im Kindesalter für die Entstehung der Schwindsucht. Wenn Behring und Römer, sowie die Wiener Schule und mit ihnen viele andere Forscher aber die Phthise stets auf eine Reinfektion zurückführen wollen, so betont Orth, daß die Lungenschwindsucht auch infolge einer einzigen Infektion oder als Teilerscheinung einer ersten Infektion mit Tuberkelbacillen entstehen kann, wenn die lokale Disposition in den Lungen gegeben ist.

In diesem Streit der Meinungen hat uns auch hier die experimentelle Forschung einen Schritt weiter gebracht. Die Möglichkeit, eine echte in der Lungenspitze beginnende Phthise auch beim Tier zu erzeugen, hat uns die Gelegenheit gegeben, auch dieser Frage näher zu treten. Es gelang mir nur dann eine Erkrankung der Lungenspitzen zu bekommen, die in ihrem Charakter der menschlichen chronischen Phthise analog war, wenn schon eine frühere Infektion sich im Körper etabliert batte. Wurden die Bacillen primär direkt auf dem Blutwege in die Lungenspitze geleitet, so kam es in den apikalen Teilen wohl zur Bildung typischer Tuberkel, die sich zwar vergrößern und verkäsen konnten, aber eine infiltrierende Ausbreitung im Lymphgewebe, den Gefäßen und Bronchien folgend, neben proliferierenden Vorgängen ergaben sich — mochte die Phthise aerogen oder hämatogen entstanden sein — immer erst, wenn bereits ältere Herde irgendwo im Körper schon längere Zeit bestanden. Der Ausfall dieser Experimente scheint zu beweisen, daß für **die Form** und **den Charakter** der spezifischen Phthise den akuten tuberkulösen Veränderungen gegenüber eine relative Immunisierung des Körpers durch eine primäre Infektion nötig ist. Mit Sicherheit wird diese Frage weder auf dem Sektionstisch noch im Experiment gelöst werden können, da für den Charakter und die Form der Erkrankung in jedem einzelnen Falle die Virulenz des gerade eingedrungenen Bacillus und die individuelle Empfänglichkeit des befallenen Organismus im weitesten Sinne maßgeblich sind; beide Faktoren sind stets veränderlich und gewonnene Erfahrungen nur mit Vorsicht zu verallgemeinern. Aber selbst angenommen — sowohl die Erfahrungen der Pathologie, der Krankenbeobachtung wie das Experiment sprechen dafür — daß eine Infektion im Kindesalter eine gewisse Immunität hinterläßt, fest steht auf jeden Fall: nicht zu unterdrücken ist der Ausbruch der tuberkulösen Erkrankung in der Lungenspitze durch diese erworbene Immunität, sondern nur der Charakter der Erkrankung kann geändert werden, indem sich bei der initialen Phthise ein mehr gutartiger, chronischer Prozeß bildet.

Ferner konnte ich beweisen, daß für die Reinfektion **spärliche** Bacillen genügen, daß die Reinfektion sowohl auf exogenem Wege durch Aspiration wie endogen aus tuberkulösen Herden erfolgen kann. Auf Grund meiner experimentellen Arbeiten komme ich daher zu demselben Schluß wie Orth: nicht in einer allgemeinen Umstimmung des ganzen Organismus durch eine infantile überstandene Erkrankung liegt der Grund für den Ausbruch der Phthise, sondern in einer lokalen Disposition in den Lungen. Ist eine solche Disposition schon primär vorhanden, so erkrankt das Individuum **direkt** an der Phthise, indem sich aus lokalen Gründen ein initialer Herd in der Spitze bildet. Die Erfahrungen der pathologischen Anatomie, die epidemiologischen Beobachtungen und die experimentelle Forschung zeigen aber, daß eine solche lokale Disposition **auch** durch eine tuberkulöse Erkrankung, die der Organismus einmal durchgemacht hat, hervorgerufen werden kann. Worin diese erworbene Disposition, die lokal die Lungen betreffen muß, besteht, wird unten weiter behandelt werden. Es kann nicht geleugnet werden, daß eine relative Immunität im Körper nach einer infantilen Infektion zurückbleiben kann, sie ist aber nicht so groß, daß sie — wie Römer annimmt — jede von außen oder von innen kommende Reinfektion mit spärlichen Bacillen überwindet; ob die Phthise sich entwickelt oder nicht, hängt von den lokalen Verhältnissen ab, unter denen die Lunge steht, nur der **Charakter** der Krankheit kann von den Schutzkräften des Körpers beeinflußt werden. Da wir aber annehmen müssen, daß eine überstandene Infektion im Kindesalter einen Einfluß auf die lokalen disponierenden Verhältnisse, die die Lungen beherrschen, ausübt, so tritt auch hier die Wichtigkeit der kindlichen Erkrankung für die Entstehung der Phthise wieder in den Vordergrund. Dabei ist es ganz gleichgültig, ob diese primäre Erkrankung von Bacillen des Typus humanus oder bovinus ausgelöst wurde. Die Phthise ist ja auch in letzterem Falle erst die Folge einer Reinfektion, die, wie wir, solange die Frage nach der Umwandlungsmöglichkeit des einen Stammes in den anderen nicht gelöst ist, annehmen müssen, fast stets durch Übertragung der Bacillen von Mensch zu Mensch erfolgt. Die Disposition kann der mit der Milch eingeführte Typus bovinus, der meist nur zu einer lokalen Fütterungstuberkulose führt, ebenso schaffen wie der Typus humanus, der im kindlichen Alter durch irgendeine Infektionspforte eindringt. Der Kampf ist gegen den Rinderbacillus in gleicher Weise zu führen, wenn wir die Phthise bekämpfen wollen, auch wenn wir überzeugt sind, daß die Schwindsucht fast ausschließlich vom Typus humanus hervorgebracht wird. Wir werden aber die Hauptbekämpfung der Phthise nicht nur

in das kindliche Alter legen, selbst wenn wir wissen, daß für
viele Fälle hier die Disposition für die spätere Lungenerkrankung gelegt wird. Ebenso wie der Keim, der die Phthise
auslöst, bereits im Kinde schlummert und erst die Lunge gefährdet, wenn die Disposition auf die Lungenspitze wirkt, kann
der Krankheitserreger in späterem Alter exogen eindringen und
zur Phthise führen. Der Kampf und die Prophylaxe sind nicht
an ein bestimmtes Alter gebunden, das Kind ist mit allen
Mitteln vor der Infektion zu behüten, aber ebenso der Mensch
in den Pubertätsjahren und im ferneren Leben.

Drittes Kapitel

Die Bedeutung der Disposition für die Entstehung der Lungenphthise.

I. Die generelle Disposition.

Wir haben im vorigen Kapitel gesehen, daß eine im Kindesalter durchgemachte tuberkulöse Infektion, ganz gleich, ob der tuberkulöse Herd irgendwo in den Lungen oder im Gebiet des Verdauungstraktus seinen Sitz hat, zu einer erhöhten Widerstandskraft des ganzen Organismus gegen das tuberkulöse Virus im Sinne einer relativen Immunität führen kann. Eine befriedigende Erklärung für den Ausbruch der Phthise, die gesetzmäßigerweise im Spitzengebiet der Lungen sich etabliert, kann uns die Anerkennung dieser Tatsache nicht geben. Da diese Immunität ihrem Wesen nach eine allgemeine, nicht nur die Lungen betreffende sein kann, so ist mit ihr durchaus nicht zu erklären, warum gerade in der Lungenspitze die Reinfektion sich vollzieht, warum nur in den Lungen der Prozeß immer weiter um sich greift und zur Schwindsucht führt. Für den Ausbruch der Phthise müssen noch Verhältnisse hinzukommen, die zunächst gerade die Lungenspitzen disponieren und hier den Krankheitsherd auslösen.

Die chronische zur Phthise führende Lungentuberkulose der Erwachsenen beginnt fast regelmäßig in der Lungenspitze. Dieser Satz muß immer wieder allen Betrachtungen über die auslösenden Momente dieser Erkrankung zugrunde gelegt werden. In der Spitze muß also das disponierende Moment gesucht werden. In einer gewaltigen, schon weit zurückreichenden Literatur sind alle Verhältnisse, die diesen Prädilektionsort für die erste Erkrankung erklären können, immer wieder diskutiert worden. Die Tatsache, daß beim normalen Tier und bei Kindern der typische Beginn der Erkrankung in der Lungenspitze fehlt, schien auf eben nur dem erwachsenen menschlichen Organismus

eigentümliche disponierende Momente hinzuweisen. Das durch
die orthostatische Körperhaltung veränderte Verhalten der Brust-
organe, die aus der Funktionsänderung der oberen Extremitäten
hervorgehende Konfiguration des knöchernen Thorax, vor allem
aber die schlechtere Durchblutung, die mangelhafte respiratorische Durchlüftung und die gehemmte Lymphzirkulation der
Lungenspitzen wurden angeschuldigt. Allen früheren Anschauungen war gemeinsam, daß sie generelle Verhältnisse, die sich
also bei jedem Menschen finden, für die Auslösung der Phthise
in Anspruch nahmen. Es würde mich hier viel zu weit führen,
die viel diskutierten und sattsam bekannten Theorien ausführlich durchzusprechen, ich verweise auf die Arbeiten von
Martius, die ausgezeichnete Monographie Schlüters: Die Anlage zur Tuberkulose (1905) und das kritische Sammelreferat
Harts in den Ergebnissen der allgemeinen Pathologie und
pathologischen Anatomie (1910). In ihnen findet sich eine er-
schöpfende und übersichtliche, kritisch-historische Zusammen-
stellung von allen Anschauungen und Theorien, die für die
Disposition der Lungenspitzen der Tuberkulose gegenüber auf-
gestellt sind. Als Hauptmoment finden wir immer wieder angeschuldigt, die mangelhafte respiratorische Spitzenfunktion,
die nicht nur die aerogene, sondern sekundär auch die hämatogene und lymphogene Infektion begünstigen soll. Korányi
und Schlüter betonen die anatomische Tatsache, daß die
Lungenspitzen ohne Komplementärräume der Pleurakuppe angepaßt sind; infolgedessen vollzieht sich die respiratorische Bewegung in einem eng begrenzten Raum und erschwert eine ge-
nügende Lüftung. Besonders die Exspirationsphase soll sich mit
geringerer Kraft und unter ungünstigen Bedingungen vollziehen
(Bollinger, Orth, Hanau, Birch-Hirschfeld, Narath).
Nach Orth kann die Exspiration in der Lungenspitze bei normaler Inspiration ab und zu nicht nur völlig ausbleiben, sondern es kann aus den unteren Lungenbezirken bei starker und
plötzlicher Ausatmung von neuem Luft in die Spitzenteile ge-
trieben werden. Birch-Hirschfeld und Narath sehen in
dem steilen Ansteigen apikaler Bronchien eine Erschwerung der
exspiratorischen Phase in den Lungenspitzen, es kommt zur
Ausbildung einer „toten Rohrstrecke", in der sich Fremdkörper
und Bakterien besonders gerne ablagern (siehe auch Seite 67)

Eine ungenügende Respiration führt aber immer zu einer schlechteren Durchblutung und verlangsamten Lymphzirkulation, die sich demnach generell in den Lungenspitzen finden muß. Als eine generelle Spitzendisposition hat, wie schon erwähnt, bekanntlich auch Birch-Hirschfeld ein auffallend steiles Abgehen des hinteren apikalen und subapikalen Bronchus, eine Zusammendrängung und Verkümmerung seiner Äste aufgefaßt. Die Arbeiten von Orsós und Janssen scheinen ferner dafür zu sprechen, daß der Bau und die Anordnung des Bronchialbaumes das Eindringen von Fremdkörpern in die Spitze begünstigen. Alle diese Verhältnisse, die zur Erklärung der Lokalisation der Lungenphthise in der Lungenspitze herangezogen wurden, sind allen Menschen gemeinsam. Die Annahme dieser generellen Disposition hat nie recht befriedigt. Die Tatsache, daß bei gegebener Infektionsgelegenheit nur ein Prozentsatz der erwachsenen Menschen an der Schwindsucht erkrankt, spricht dafür, daß die generelle Disposition allein ebensowenig wie das Eindringen der Bacillen in die Lungenspitze genügt, um die Krankheit wirklich auszulösen. Die Erkrankten müssen sich den Gesundbleibenden gegenüber dadurch unterscheiden, daß die generellen Verhältnisse besonders ungünstig gelegen sind, daß noch ein konstitutionelles, dem Erkrankten eigentümliches Moment zur Auslösung der Krankheit hinzukommen muß.

II. Die individuelle Disposition.

Als eine solche individuell gesteigerte Disposition ist seit langem der sogenannte Habitus phthisicus aufgefaßt, dessen Bedeutung für die Tuberkulose seit Rokitansky anerkannt ist. Der lange schmale, im oberen Drittel wie eingedrückt aussehende, wenig ausdehnungsfähige Thorax wird allgemein als häufige Begleiterscheinung der Lungentuberkulose angesehen. Strittig ist dagegen, ob dieser Habitus phthisicus, der im Thorax paralyticus seinen prägnantesten Ausdruck findet, der wirklich primär vorhandene, der Krankheit vorausgehende, disponierende Zustand ist, oder ob er sich erst im Verlauf und infolge der Krankheit entwickelt. Als eine sekundäre Erscheinung, als die Folge der bereits bestehenden Phthise fassen den Thorax phthisicus vor allem Cornet, Schloßmann, Pottenger usw. auf.

Die weitaus größte Zahl aller Forscher steht dagegen auf dem Standpunkt, daß die Schädigung der Gesamtkonstitution, von welcher der Thorax phthisicus nur ein Teil ist, als ein primärer Zustand aufzufassen ist. Wir wissen heute, daß die Veränderungen, die zu der Entwicklungsstörung des Thorax führen, nicht nur auf den Brustkorb beschränkt sind, schon Bremer erweiterte die Fassung Rokitanskys auf alle Faktoren, die eine mangelhafte Durchblutung der Lungen bedingen (hypoplastisches Herz und Gefäßsystem). Die pathologische Anatomie und die klinische Erfahrung haben uns gezeigt, daß bei den Individuen mit ausgesprochenem Thorax phthisicus noch viele andere Störungen und Entwicklungshemmungen zu finden sind. Asymetrien im Beckenbau, Ptosen der Leibesorgane, mangelhafte Entwicklung der primären und sekundären Geschlechtscharaktere usw. sind nicht selten bei solchen Individuen anzutreffen (Freund, Mendelson, Stiller). In manchen Fällen mag die Konstitutionsanomalie, als welche wir den Thorax phthisicus heute auffassen, dem Auge erst sichtbar werden, wenn im Verlauf einer Tuberkulose die Abmagerung durch Schwund des subcutanen Fettgewebes und Reduzierung der bekleidenden Muskeln die Thoraxform mehr hervortreten läßt. Charakterisiert ist das Bild durch den langen, schmalen Thorax, die Abflachung der oberen Brustpartie, den auffallend langen Hals, das flügelförmige Abstehen der Schulterblätter. Ganz zu trennen von diesem typischen Bilde sind natürlich die sekundären Veränderungen, die bei Bestehen einer chronischen Phthise sich entwickeln können. Gerade dadurch, daß im Verlauf einer scirrhosierenden Tuberkulose, bei einer mit Schrumpfung ausheilenden tuberkulösen Pleuritis ähnliche Veränderungen entstehen können, ist der Begriff des Thorax phthisicus ein unklarer und vielumstrittener geworden. Wir verstehen hier unter ihm die oben geschilderte Konstitutionsanomalie, die sich frühzeitig im jugendlichen Organismus als Teilerscheinung einer nach dem Infantilismus hinneigenden Entwicklungshemmung dokumentiert.

Die Ursache für diese mangelhafte Entwicklung des Thorax wird nun in verschiedenen Quellen gesucht. Ein großer Teil der Forscher, ich nenne nur Martius, Turban, Stiller, Orth und Hart, treten dafür ein, daß es sich in den meisten Fällen um eine angeborene Krankheitsanlage handelt. andere Autoren

(Fraenkel, Hofbauer, Wolf, Dupuytren, Baginski) sehen dagegen in Unterernährung, Behinderung normaler Atmung oder krankhaften Einflüssen anderer Art die Ursache für die Entwicklungshemmung. Von allen Seiten wird aber die Bedeutung dieser Konstitutionsanomalie für den Ausbruch der Phthise hervorgehoben.

1. Die Lehre von der mechanischen Disposition.

Obwohl schon Hippokrates auf den Zusammenhang von Engbrüstigkeit und Schwindsucht hinwies, hat man doch bis in die neueste Zeit hinein sich keine klaren Vorstellungen machen können, worin nun eigentlich die anatomische Ursache für den Ausbruch der Phthise in der Lungenspitze beim sog. phthisischen Habitus liegt. Wir haben es sogar erlebt, daß mit den großen Entdeckungen der bakteriologischen Ära der Dispositionsbegriff völlig in den Hintergrund trat. Die Auffindung des Tuberkelbacillus durch Robert Koch genügte dem Erkenntnisbestreben dieser Epoche, um die Entstehung der Phthise wie jeder tuberkulösen Erkrankung restlos zu erklären. So kam es, daß die Stimme eines jungen Forschers völlig verhallte, der in dieser Zeit zum ersten Male den Versuch machte, den Begriff der Disposition in greifbarer, anatomischer Fassung als innere Krankheitsursache zu seinem Recht zu verhelfen. Im Jahre 1858 und 1859 erschienen die Arbeiten von Wilhelm Alexander Freund, in denen er seine ersten Anschauungen über den Zusammenhang gewisser Lungenkrankheiten, speziell der Lungenspitzentuberkulose, mit primären Rippenknorpelanomalien und Veränderungen der oberen Brustapertur niederlegte. Fast unbeachtet blieben diese Arbeiten ca. 50 Jahre scheinbar der Vergessenheit geweiht. Als aber der erste Siegestaumel der bakteriologischen Ära vorbei war, als man sah, daß das Eindringen des Infektionsweges nicht identisch mit dem Ausbruch der Krankheit war, kam der alte Gedanke der Disposition wieder zu Ehren. Es ist vor allen Dingen das Verdienst von Hueppe, Martius, Orth und v. Hansemann, das konditionale Denken in die Medizin auch für die Entstehung der Lungenphthise wieder eingeführt und die einseitige Bewertung der exogenen Krankheitsursachen wieder auf ihr richtiges Maß zurückgeführt zu haben.

Es war Freund selbst vergönnt, nach 50 Jahren die begonnene Arbeit wieder aufzunehmen und auszubauen. Der Kernpunkt seiner Lehre ist der schädigende Einfluß primärer Thoraxanomalien, speziell des ersten Rippenringes und Veränderungen der oberen Brustapertur, die durch mechanische Einwirkungen gerade die Lungenspitzen schädigen und die Ansiedelung der Tuberkelbacillen gerade an dieser Stelle nach sich ziehen. Auf Grund histologischer Untersuchungen und anatomischer Beobachtungen gelangte Freund zu der Überzeugung, daß bei dem sog. Thorax phthisicus durch eine Entwicklungshemmung oder frühzeitige Verknöcherung des ersten Rippenknorpels eine Stenose der oberen Brustapertur entstehen kann, die durch Kompression resp. Umschnürung der kranialen Lungenteile die tuberkulöse Infektion begünstigt.

Die Wichtigkeit des ersten Rippenringes für die Mechanik der Atmung hat schon lange vor Freund Helmholz hervorgehoben. In charakteristischer Weise unterscheidet die erste Rippe sich von allen übrigen echten Rippen in Form und Fixierung. Während sämtliche anderen Rippen einen Knorpel mit exspiratorischer Achsendrehung zeigen, der einen Querschnitt von oben vorn nach unten hinten aufweist, ist einzig der Knorpel der ersten Rippe im inspiratorischen Sinne gedreht, d. h. er zeigt eine von oben hinten nach unten vorn gehende Spiraldrehung. Die zweite bis siebente Rippe sind mit dem Sternum durch Gelenke verbunden, die erste dagegen ist mit breiter Fläche am Brustbein fest fixiert. Durch diesen besonderen Bau wird der ersten Rippe eine eigene Bewegungsaufgabe diktiert. Die mit der inspiratorischen Hebung verbundene Wälzung der Rippen wird bei den unteren Rippen zum Teil durch das Sternocostalgelenk absorbiert, nur ein Teil der Bewegung führt zur Spannung der Rippenknorpel. Bei der ersten Rippe dagegen muß der ganze Effekt der Achsendrehung sich im nachgiebigen Rippenknorpel abspielen, da ein Gelenk nicht zur Verfügung steht. Diese starke Drehung des elastischen Knorpels stellt eine ungewöhnliche Energieaufspeicherung dar, die zu einer Elastizitätsspannung des ganzen Thorax führt. Von den unteren Rippen herauf wächst die inspiratorische Spannung infolge der physiologisch zunehmenden Verkürzung der Rippenknorpel und erreicht in dem kürzesten, fest fixierten ersten

Rippenknorpel ihren höchsten Grad. Die Federkraft des ersten Rippenknorpels ist der wichtigste Faktor für die normale Funktion des ganzen Thorax. Inspiratorisch hebt die erste Rippe die übrigen in gewissem Sinne mit, exspiratorisch schnellt sie als die am stärksten gespannte am intensivsten zurück (Freund-Hart).

Störungen und Abnormitäten im Bau oder Wachstum der ersten Rippe können nun weiter nach Freund die Ursache für eine Schädigung der kranialen Lungenteile werden und die Ansiedelung der Tuberkelbacillen begünstigen. Die wichtigste und häufigste Anomalie ist eine Verkürzung des ersten Rippenknorpels, wodurch bei wachsender Wirbelsäule und Hebung der hinteren Rippenenden eine stärkere Neigung der oberen Brustapertur und eine Fixierung und Funktionshemmung des oberen Brustkastens erfolgt. Denn, um diesen verkürzten Knorpel inspiratorisch nun doch in die nötige starke Spannung zu bringen und die spiralige Drehung zu erzielen, muß eine sehr viel stärkere Muskelarbeit angewandt werden. Gewöhnlich reagiert nun der Knorpel auf den dauernden starken Zug, auf die unablässigen Zerrungen mit einer ossifizierenden Perichondritis, die den Knorpel mit der Zeit in eine scheidenförmige Knochenlage einhüllt und die Fixierung der oberen Brustapertur bedingt. Da aber bei Erwachsenen die kranialen Lungenteile, wie noch später zu erörtern ist, in Beziehung zu der oberen Brustapertur treten, so muß eine stärkere Funktionshemmung und Stenose dieser Apertur von größtem Einfluß auf den Lungenspitzenteil sein und ihn funktionell behindern.

Diese hier in aller Kürze wiedergegebenen grundlegenden Ideen Freunds haben nun durch Hart eine weitgehende Bestätigung und Erweiterung erfahren. Es gelang Hart an einem großen anatomischen Material, das häufige Vorkommen der Stenose der oberen Brustapertur bei tuberkulösen Menschen wirklich zu beweisen. Durch exakte Messung konnte von ihm gezeigt werden, daß es sich bei dieser Stenosierung in der Tat um eine abnorme Kürze des ersten Rippenknorpels handelte, dem eine entsprechende Verkürzung der folgenden Rippen folgen konnte. Daß eine derartige Stenose des ersten Rippenringes beim Wachstum des Körpers nicht ohne Einfluß auf die Gestaltung der oberen Brustapertur bleiben kann, ist verständlich. Die Untersuchungen Harts ergaben denn auch eine Abweichung der oberen Thoraxöffnung in dem Sinne, daß der querovale Durchmesser verkürzt und der längsovale vergrößert wird. Damit entfernt sich die Form von der typisch menschlichen Konfiguration und nähert sich durch Verschmälerung der Aperturbreite mehr der Thoraxform der niedriger stehenden Tiere (Abb. 1).

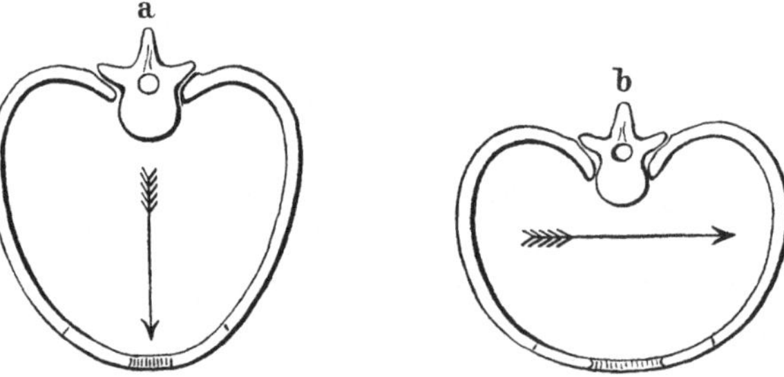

Abb. 1. Schematische Darstellung der Form der oberen Thoraxapertur:
a) primäre Form (Tiere, Frühform des Menschen);
b) sekundäre Form (erwachsener Mensch).
(Nach Wiedersheim.)

Die Verschmälerung erfolgt auf Kosten der seitlich-hinteren Rippenausbuchtungen, gerade den Stellen, wo die Lungenspitzen liegen und sich ausdehnen.

Nachdem Hart so am menschlichen Leichenmaterial gerade bei Phthisikern das Vorhandensein des verengten und starren ersten Rippenringes nachgewiesen hatte, dehnte er in Gemeinschaft mit Harras seine Untersuchungen auf die Lebenden aus und stellte in einem Röntgenatlas eine Definition des Thorax phthisicus auf. Es zeigte sich dabei, daß nicht nur die primäre, durch Konstitutionsanomalien und Wachstumsstörungen des ersten Rippenknorpels hervorgerufene Apertur-Verengung beim Menschen in Betracht kommt, sondern auch eine Skoliose der oberen Brust- und der Halswirbelsäule ganz ähnliche Verhältnisse schaffen kann. daß beide Momente sich kombinieren können, daß das Resultat einseitig und doppelseitig sein kann. Der Endeffekt ist immer derselbe, der starre verengte Rippenring muß einen Druck auf das umschlossene Lungenspitzengewebe ausüben.

Von anderer Seite wurde die Bestätigung dieser Druckwirkung auf den kranialen Lungenteil erbracht. Schmorl beschrieb eine nach ihm benannte Furche, die 1 bis 2 cm unter der höchsten Erhebung der Lungenspitze von hinten und oben die Spitze nach vorn und unten umgreift. Stets ist sie an den hinteren Abschnitten des Lungengewebes am stärksten und tiefsten ausgebildet. Sie findet sich meist schon bei Neugeborenen und Kindern, läßt sich hier aber stets durch Aufblasen ausgleichen. Mit dem Wachstum verschwindet sie allmählich und soll bei Erwachsenen mit normaler Brustapertur nur noch andeutungsweise vorhanden sein. Ist sie beim ausgewachsenen Individuum ausgeprägt vorhanden, so ist sie als etwas Abnormes aufzufassen und durch den Druck des verengten ersten Rippenringes zu erklären. In diesem Kompressionsgebiet konnte Schmorl mehrfach eine Schleimhauttuberkulose nachweisen.

Unter diesen Gesichtspunkten gewinnen die schon früher erwähnten Beobachtungen Birch-Hirschfelds eine neue Bedeutung, da sie sich dem eben skizzierten Bilde harmonisch einfügen. Birch-Hirschfeld fand im Gebiet der hinteren apikalen Bronchien häufig eine Zusammendrängung, Verkümmerung und unregelmäßige Form der Bronchienäste, und gerade in diesem Bezirk konnte er mehrfach eine isolierte bronchiale Spitzentuberkulose aufdecken. Als Grund für diese Verhältnisse glaubte er die steile Verlaufsrichtung des betreffenden Bronchus ansehen zu müssen, wodurch die respiratorische Funktion erschwert und die Absetzung corpusculärer und infektiöser Substanzen begünstigt würde. Daß diese letzte Annahme nicht den Tatsachen entsprach, konnte Schmorl nachweisen. Er zeigte, daß die von ihm entdeckte Druckfurche der ersten Rippe genau da das Gebiet der Lunge umschließt und gerade dort am tiefsten ist, wo Birch-Hirschfeld die erwähnte Deformität der subapikalen Bronchien fand.

In auffallend übereinstimmender und sich ergänzender Weise sprechen die Ergebnisse von Freund-Hart, Schmorl und Birch-Hirschfeld, die sich in zwangloser Weise zu einem Bilde vereinigen lassen, für eine Schädigung und Funktionsbeeinträchtigung der Lungenspitzen durch Anomalien der oberen Thoraxapertur.

Es ergibt sich nun die Frage, sind, wie vor allen Dingen **Freund** und **Hart** annehmen, diese individuellen Verhältnisse die Ursache der tuberkulösen Spitzenerkrankung; haben wir in ihnen die innere Krankheitsursache, das konstitutionelle disponierende Moment zur Lungentuberkulose zu suchen?

Es ist nicht zu leugnen, daß die Lehre von der mechanischen Disposition zunächst etwas sehr Bestechendes hat, da sie uns viele Erscheinungen erklärt, die uns bis dahin unverständlich blieben. Wir verstehen jetzt, warum bei Kindern der Beginn einer tuberkulösen Erkrankung in allen Teilen der Lunge, nur nicht im obersten Spitzengebiet sich etablieren kann, es handelt sich bei ihnen um eine einfache Aspirationstuberkulose, ohne daß ein bestimmter Lungenteil besonders zur Erkrankung disponiert ist. Erst dann, wenn die Lungenspitzen sich mit Streckung der Wirbelsäule in den Aperturring hinaufschieben, in der Pubertätszeit, sehen wir zuerst den typischen Sitz der Erkrankung in der Spitze. Die Statistik lehrt, daß im Alter von 15 bis 30 Jahren die Erkrankungszahlen am größten sind (nicht die Zahl der Todesfälle), daß sie dann heruntergehen, um zwischen 40 und 60 Jahren wieder anzuschwellen. Diese Tatsache hat auch **Hart** zur Stütze seiner Lehre von der mechanischen Disposition herangezogen. In der Pubertätszeit und bald darauf wird die ererbte oder erworbene Verkürzung der ersten Rippe verderblich für den Träger, da die wachsenden Lungenspitzen in der verengten Apertur ihre infektionsbegünstigende Behinderung finden. Bei zunehmendem Alter erzielt die zunehmende Starrheit und Altersverknöcherung der Rippenknorpel von neuem eine mehr oder weniger ausgesprochene Unbeweglichkeit des Rippenringes und mit ihr ein neues Ansteigen der Erkrankungszahl. Einen eindeutigen anatomischen Beweis für die Richtigkeit ihrer Anschauung konnten **Freund** und **Hart** dadurch liefern, daß sie in vielen Fällen zeigen konnten, daß in dem Augenblick, wo der beengende Einfluß des Rippenringes fortfällt, die Bedrohung der Lungenspitze aufhört und eine ganz initiale Phthise ausheilen kann. Zuweilen kommt es nämlich zu einer spontanen Sprengung des ersten Rippenringes durch eine verstärkte Aktion der arbeitshypertrophischen Musc. Scaleni ant. und med., zu einer mehr oder weniger ausgebildeten Gelenkbildung, der eine Heilung der Spitzenphthise folgen kann.

So überzeugend die Lehre von der mechanischen Disposition der Lungenspitzen für die Entstehung der Phthise erscheint, so ist sie doch auf vielfachen Widerspruch sowohl von Seiten der Pathologen wie der Kliniker gestoßen. H. W. Schulze und Sumita prüften die Verhältnisse der Aperturebene bei vielen Phthisikern auf dem Sektionstisch nach und konnten durchaus nicht immer die anatomischen Veränderungen im Sinne Freund-Harts feststellen. Der Haupteinwand, welcher der neuen Lehre aber gemacht wurde (Pottenger), war wieder der, daß die beschriebenen Veränderungen nicht die Ursache. sondern erst die Folge der Phthise seien. Pottenger hat darauf aufmerksam gemacht, daß jede Entzündung, die sich in der Lunge abspielt, reflektorisch zu einer Muskelcontraction am Rumpfe führt. Die Halsmuskeln der befallenen Seite zeigen diese Spasmen zuerst. Die Contraction der Scaleni kann die normalen Verhältnisse in der Gegend der oberen Thoraxapertur verändern. Bei Kindern wird der Effekt eines solchen Muskelzuges bedeutender sein als bei Erwachsenen. Es können durch diese Veränderungen Wachstumsstörungen des ersten Rippenringes erfolgen, die zunächst Folgen eines chronischen Entzündungsherdes in der Lunge sind. Nach Harts Beobachtungen ist eine solche Anomalie bei weitem am häufigsten bei Kindern tuberkulöser Eltern. Während Hart aber die Anomalie für ererbt erklärt, glaubt Pottenger sie als sekundär auf bereits bestehende Spitzentuberkulose zurückführen zu müssen. Eine Brücke zwischen beiden Auffassungen scheinen mir die Beobachtungen Pollaks zu schlagen. Pollak beobachtete bei Kindern, es handelte sich meist um tuberkulös infizierte Säuglinge, wofern sie die Erkrankung überstanden, eine eigentümliche Störung in der Entwicklung des Allgemeinbefindens, dessen Symptomenbild er unter dem Namen „tuberkulöser Habitus“ zusammenfaßt. Wir werden bei der kritischen Zusammenfassung über den Wert der Lehre von der mechanischen Disposition auf diese Anschauung zurückkommen.

Wie überhaupt bei der Erforschung der Entstehungsgeschichte der Phthise machte sich bei der Einschätzung der dispositionellen Faktoren wieder die Schwierigkeit geltend, daß bei der Beurteilung des initialsten Anfanges der Phthise nur die wenigen Zufallsbefunde nutzbar gemacht werden konnten, die auf dem Sektionstische durch einen Glücksfall zu Gesichte kamen. Bei der vorgeschrittenen Phthise ist das Bild schon so verwischt, daß die Analyse auf Schwierigkeiten stößt.

Hier setzte wieder die experimentelle Forschung vermittelnd ein. Wir haben schon mehrfach darauf hingewiesen, daß im Gegensatz zu dem erwachsenen Menschen wir beim Kinde und dem vierfüßigen Tiere die typische Phthise nicht kennen. Bei letzteren muß also das lokal auslösende Moment, die individuelle konstitutionelle Disposition fehlen. Es war also Aufgabe der experimentellen Forschung, zunächst **einen** disponierenden Faktor zu finden. Gelang dieses, gelang es zum ersten Male auch beim Tiere, eine echte, von der Spitze ausgehende chronische Phthise zu schaffen, so mußte auch Licht in den Dispositionsbegriff hineinkommen. Von diesen Erwägungen ging ich aus bei meinen jahrelangen Versuchen, eine Phthise beim Tier zu erzeugen. Ich fußte zunächst auf der Lehre Freunds, die uns besonders durch den Ausbau von Hart schon manche Klärung gebracht hatte. Es lag nahe, in dem verschiedenen anatomischen Verhalten vom erwachsenen Menschen einerseits und Kind und Tier auf der anderen Seite einen grundsätzlichen Unterschied zu sehen. Daß bei dem erwachsenen aufrechtgehenden Menschen auf die Lungenspitzen ganz andere statische Momente wirken wie bei dem vierfüßigen Tier, ist selbstverständlich. Die Stellung und Form der oberen Aperturebene ist infolge der Lebensgewohnheit und Beschäftigungsweise des Menschen eine andere geworden. Beim Menschen kommen infolge der modifizierten Lebensweise viel häufiger wie beim Tiere angeborene oder erworbene Anomalien des oberen Thoraxknochens und des Schultergürtels vor. Es lag nahe, **ein** differentes Moment für das verschiedene Verhalten von Mensch und Tier gegen die Phthise in diesen Verhältnissen zu sehen.

Auf diesen Erwägungen bauten sich die experimentellen Untersuchungen auf, die ich durchführte. Um den Thorax junger, wachsender Kaninchen wurde eine Drahtschlinge geschlungen, in die die Tiere allmählich hineinwuchsen. Es wurde dadurch beim wachsenden Tier eine Fixierung und Stenosierung der oberen Brustapertur erzeugt, die sich im Skelette in einer

Verschmälerung des sagittalen Durchmessers, einem steileren Abfall der ersten Rippe, einer Verflachung besonders der hinteren paravertebralen Gruben ausdrückte. Dadurch wurde auf die Lungenspitzen eine Druckwirkung der ersten Rippe erreicht, die in Form und Lage durchaus der Furche entsprach, die Schmorl beim Menschen beschreibt. Mit einem Worte, es wurden die Verhältnisse beim Tier geschaffen, die Freund und Hart als disponierend beim Menschen für den Ausbruch der Phthise fordern.

Solchen vorbehandelten Tieren wurden nun kleine corpusculäre Körper (Zinnoberlösung) direkt in die Blutbahn gebracht. Es zeigte sich, daß die kleinen Fremdkörper in dem mechanisch behinderten Spitzenteil länger festgehalten werden und so viel besser wie in normalen Lungenspitzen Gelegenheit haben, in die Lymphbahnen des Lungengewebes überzugehen. Eine besonders starke Ablagerung der hämatogen eingebrachten Teile fand sich nach einiger Zeit im perivasculären und peribronchialen Gebiete und zwar in dem Lymphapparat des komprimierten Bezirkes wieder. Wurden die Tiere dagegen der Inhalation von feinstem Ruß ausgesetzt, so fand sich folgendes Bild: Aerogen eingeführte, staubförmige Fremdkörper häufen sich ebenfalls in dem komprimierten Spitzenbezirk an, wo sie teils in den Bronchioli liegen bleiben, teils in den Lymphwegen des perivasculären und peribronchialen Gewebes, sowie in den parabronchial gelegenen Lymphknötchen haften bleiben können.

Es resultierte also, daß kleinste Fremdkörper, mochten sie hämatogen oder bronchogen in die mechanisch behinderte Lungenspitze gelangt sein, dort längere Zeit zurückgehalten wurden, daß sie in dem in seiner Zirkulation behinderten Lymphapparat liegen blieben und sich dort anhäuften.

Diese Vorversuche sind für das Verständnis des Folgenden notwendig, denn sie zeigen, daß der von Tendeloo aufgestellte Satz: „die physikalische Gelegenheit für hämatogene Infektion hat in allen Lungenteilen ungefähr denselben Wert" für den in seiner oberen Apertur verengten Thorax nicht zu halten ist, sie zeigen, daß bei mechanischer Behinderung der Lungenspitze die Respiration und die Lymphzirkulation gestört sind. Die

Probe auf das Exempel brachten die Versuche mit Tuberkelbacillen selbst. Zum ersten Male gelang es jetzt tatsächlich, bei mechanisch disponierten Kaninchen eine von der Spitze nach unten chronisch fortschreitende Phthise zu erzeugen. Wir haben bei der Besprechung des Infektionsmodus schon darauf hingewiesen, daß es mir gelang sowohl auf hämatogenem, wie auf aerogenem Wege die Phthise auszulösen. Für die Frage nach der Disposition tritt der Infektionsmodus in den Hintergrund. Es schaltet hier auch die Frage aus, ob der Charakter der Phthise ein anderer ist, wenn sie einen von Tuberkulose bis zur Ansiedelung des Bacillus in der Lungenspitze unberührten Körper oder einen durch frühere Infektion bereits umgestimmten Organismus trifft; wir haben uns im zweiten Kapitel mit diesem Problem beschäftigt. Hier steht nur zur Diskussion, warum die Phthise mit gesetzmäßiger Regel in der Lungenspitze beginnt und von dort ihren Ausgang nimmt. Auch auf diese Frage haben meine Experimente eine Antwort gegeben.

Die Tuberkelbacillen verhielten sich genau so wie die aerogen oder hämatogen eingebrachten Fremdkörper. In den mechanisch behinderten Spitzenteilen wurden die Bacillen zurückgehalten, sie verließen bald die Luftwege wie die Gefäße und traten in die Lymphbahnen über. Diese Lymphbahnen sind aber in ihrer Zirkulation gestört. Während in normalen Lungen die Bacillen im ungeschädigten Lymphapparat abgeführt werden, besteht jetzt eine Stockung im Abfluß, die den Krankheitserregern Zeit zum Verweilen und zur Ansiedelung gibt. So erzielte ich Erkrankungen tuberkulös phthisischer Art, die sich nur in der Lungenspitze, nur in dem mechanisch behinderten Teil der Lungen abspielten. Während die anderen Lungenteile und die Oberlappen von Kontrolltieren, die durch einen normal funktionierenden Lymphapparat geschützt waren, von Tuberkulose frei blieben, entstand eine Spitzenphthise — ganz gleich, ob die Bacillen aerogen oder hämatogen in die Lunge eindrangen — in dem Augenblick, wo die Bacillen im Lymphgewebe festgehalten wurden. In gesetzmäßiger Weise konnte ich je nach der Versuchsanordnung bald die rechte, bald die linke Spitze erkranken lassen, indem ich durch besondere Maßnahmen nur die eine oder andere Lungenspitze umschnürte und behinderte*). Es ergab sich immer dasselbe Bild, die Bacillen blieben in den Lymphwegen des disponierten Spitzenteils liegen und von dem parabronchialen und pervasculären Lymphapparat aus entwickelte sich dann die Erkrankung, die, wie wir im zweiten Kapitel ausgeführt haben, in ihrer weiteren Entwicklung verschiedene Formen annehmen kann.

So haben wir im Tierkörper die Entstehung der Phthise unter uns bekannten und von uns gesetzten Bedingungen entstehen sehen, wir waren in der Lage, die einzelnen Stadien vom ersten Beginn an zu verfolgen. Dadurch ist auch der Dispositionsbegriff unserem Verständnis näher gebracht und anatomisch faßbar geworden, wir sehen auch in dieser Beziehung klarer in die Entstehungsgeschichte der Phthise.

III. Formulierung des Dispositionsbegriffs für die Entstehung der Phthise.

Wenn wir jetzt den Dispositionsbegriff für die Lungenphthise näher definieren wollen, so müssen wir zweierlei auseinanderhalten. Zweifellos sind die Lungenspitzen beim Menschen, wie wir oben auseinandergesetzt haben, durch eine **generelle Disposition** dem **Eindringen** von Tuberkelbacillen besonders ausgesetzt. Erwiesen ist, daß die respiratorische Bewegungsgröße infolge der geringeren Luftstromgeschwindigkeit einen geringeren Wert in den kranialen als den caudalen Teilen hat, daß die Spitze der Lunge als der für den Niederschlag eingeatmeter Teilchen günstigste Ort anzusehen ist, daß ferner schon in normalen Lungenspitzen die Lymphabfuhr und die Bewegungsenergie des Lymphstromes den anderen Lungenteilen gegenüber weniger intensiv erscheint (Tendeloo). Aber wie wir oben ausgeführt haben, kann uns diese generelle Disposition den **Ausbruch** der Phthise noch nicht erklären. Erst dann, wenn diese generelle Veranlagung durch besondere Ungunst im einzelnen Falle intensiver ausgeprägt ist, wenn durch lokale Umstände die generelle Disposition **individuell** gesteigert ist, kann die Erkrankung eintreten. Lokale Verhältnisse sind es. die die Lungenspitze zur Phthise disponieren, und zwar Ver-

---

*) Die genaue Beschreibung und Abbildungen der erzielten Erfolge finden sich in den im Literaturverzeichnis angegebenen Arbeiten.

änderungen, welche die an und für sich ungünstigen Respirations-
und Zirkulationsverhältnisse individuell im einzelnen Falle
steigern und verschärfen.

**Wir können diesen individuellen Dispositionsbegriff auf
die einfache Formel zurückführen: Alle Momente, die im
Lungenspitzengebiet zu einer Stockung im Lymphabfluß
führen, sind die Ursache, daß der tuberkulöse Prozeß sich
in den Lungenspitzen lokalisieren kann. In dieser Zurück-
haltung der Tuberkelbacillen, in dieser Stockung des Lymphstromes, in dieser Unmöglichkeit der Spitzenteile sich von
den gerade hier vorzugsweise eindringenden Bacillen zu
reinigen, liegt das eigentliche lokale disponierende Moment.**

Wenn wir auf Grund aller Erfahrungen den Dispositionsbegriff so fassen, so verstehen wir, daß es unmöglich ist, den
Ausbruch der Phthise, abgesehen von der Infektion, auf **ein**
ätiologisches Moment zurückzuführen und nur **eine** bestimmte
pathologisch-anatomische Veränderung für die Entwicklung der
Lungenspitzenphthise verantwortlich zu machen.

Es gilt jetzt, den Ursachen nachzugehen, die zu einer
Erschwerung des Lymphabflusses individuell führen können.
Sicher kann eine Lymphstauung dadurch entstehen, daß die
abführenden Kanäle komprimiert werden durch Druck von
außen, z. B. dadurch, daß der erste Rippenring die Lungenspitze beengend umfaßt; die Behinderung kann aber auch im
Innern der Lunge liegen und dadurch entstehen, daß die Kanäle
mehr oder weniger verstopft sind, z. B. durch eine Staub-
ablagerung, die allmählich das Lymphsystem erfüllt, durch ein
Kollabieren des atmenden Gewebes, das ebenfalls eine ver-
langsamte Lymphzirkulation nach sich zieht.

Die Wichtigkeit des ersten Faktors ist zuerst von F r e u n d
erkannt worden, der auf ihn seine oben ausführlich wieder-
gegebene L e h r e v o n d e r **mechanischen Disposition** der
Lunge gegründet hat. Die von F r e u n d und H a r t beschriebenen Anomalien des knöchernen Thorax führen zu einer
Beengung der Lungenspitzen durch den ersten Rippenring, die
eine wichtige Ursache für die Behinderung des Lymphabflusses
in den umschnürten Teilen werden kann. Es ist gar kein
Zweifel, daß anatomische Veränderungen der oberen Brustapertur. daß Anomalien des ersten Rippenringes durch die

mechanische Beengung der Lungenspitzen wirklich auch beim Menschen die Lungenspitzenphthise auslösen können. Die pathologische Anatomie weiß eine Reihe von Analoga dafür anzuführen, daß bei Druck auf irgendeinen Lungenteil infolge eines Tumors, eines Aneurysmas, einer bronchiektatischen Kaverne, durch atypisch verlaufende große Gefäße ähnliche Prozesse in der Lunge sich abspielen können. Vielfache Beobachtungen haben ergeben, daß in nächster Umgebung dieser drückenden Gebilde im mehr oder weniger atelektatischen Lungengewebe eine isolierte Tuberkulose sich ansiedeln kann. Die klinische Erfahrung weist uns denselben Weg. Heute, wo wir durch vorgeschrittene Technik nicht nur in der Lage sind, im Röntgenbilde ganz geringe Spitzenveränderungen objektiv nachzuweisen, heute, wo wir in den größeren Kliniken, Krankenhäusern und Sanatorien auch fast jeden Patienten röntgenologisch betrachten, sind wir überrascht, wie häufig die Lokalisation des Spitzenprozesses von Anomalien des Knochengerüstes abhängt, wie häufig tatsächlich die befallene Seite durch einen einseitig verknöcherten, verengten Rippenring, durch eine Skoliose der Wirbelsäule beengt ist, und zwar bei so geringen Lungenveränderungen, daß eine sekundäre Veränderung des Knochengerüstes ausgeschlossen ist. Wir wissen, daß kyphoskoliotische Menschen in einem außerordentlich großen Prozentsatz an der in der Spitze beginnenden Phthise erkranken und ihr erliegen. Hier erreicht die mechanische Beengung der Spitzen einen besonders hohen Grad.

Die Wichtigkeit der angeborenen Thoraxanomalie für die Frage nach der Vererbung der Krankheitsanlage für die Tuberkulose hat schon Hart betont. Wir müssen heute annehmen, daß in einem Teil der Fälle die Kinder durch eine echte erbliche Übertragung die konstitutionelle Anlage und damit die Disposition zur Phthise von den Eltern empfangen. Dabei brauchen natürlich nicht alle Deszendenten die unheilvolle Gabe mit auf den Lebensweg zu bekommen, infolge günstiger Kombination der Keimdeterminanten kann der Konstitutionsfehler bei einzelnen Individuen fehlen oder eine Generation überschlagen. Die vererbte mechanische Behinderung bildet den locus minoris resistentiae, der von einer Generation auf die andere übergehen und bei der Deszendenz dieselbe Erkrankung oft überraschenderweise an genau demselben Ausgangspunkt schaffen kann (Turban).

Die anatomisch nachweisbaren Veränderungen am Thorax brauchen aber nicht nur erblich überkommen zu sein, sie können auch später im Leben erst erworben sein. Wir haben an anderer Stelle schon darauf aufmerksam gemacht, daß durch eine erworbene Skoliose der Halswirbelsäule ebenfalls auf einer Seite eine mechanische Beengung der Lungenspitze eintreten kann, die in gleicher Weise zur Lungenphthise disponiert. Neuere Untersuchungen scheinen auch dafür zu sprechen, daß im kindlichen Alter durch Überstehen einer tuberkulösen Infektion in der Entwicklung des wachsenden Körpers Veränderungen und Hemmungen auftreten, die zu einer Konfigurationsänderung in der Thoraxentwicklung führen können. Auf die Beobachtungen von Pottenger sind wir schon oben eingegangen. Nach Pottenger erfolgt durch das Eintreten einer tuberkulösen Spitzenerkrankung im kindlichen Alter ein durch das Rückenmark vermittelter Spasmus der Halsmuskulatur auf der befallenen Seite, die zu einer ähnlichen Konfiguration des Thorax, wie sie Freund und Hart als Ursache für die Phthise ansehen, führen können. Wenn wir uns aber vergegenwärtigen, daß im kindlichen Alter die echte Phthise oder Spitzenerkrankung äußerst selten ist, daß wir dagegen durch die Untersuchungen E. und H. Albrechts und Ghons wissen, daß sonst überall in der kindlichen Lunge ein primärer Herd sich entwickeln kann, so ist es vielleicht möglich, daß auch solche, wahrscheinlich durch Aspiration entstandene kleine Herde via Rückenmark zu den Spasmen der Scaleni führen können und daß sich infolge dieser primären Herde, die im Laufe der Zeit in vielen Fällen völlig zur Ausheilung kommen und eventuell nur noch eine physikalisch oder im Röntgenbilde nachweisbare Bronchialdrüsentuberkulose hinterlassen, eine Aperturstenose einseitig oder doppelseitig im Sinne Freunds ausbilden kann. Wichtiger scheint uns jedoch die Beobachtung de la Camps zu sein, der bei Kindern, die an nachweisbarer Bronchialdrüsentuberkulose litten, ebenfalls die Spasmen in der Halsmuskulatur fand. Wahrscheinlich ist es, daß diese Veränderungen Folgen des oft lange anhaltenden, intensiven Reizhustens sind, der bekanntlich von den Hilusdrüsen bei Kindern ausgelöst werden kann. Der von Pottenger über das Rückenmark angenommene Weg für die Entstehung der Spasmen und der daraus resultierenden Thoraxveränderungen ist überhaupt vielfach bestritten worden. Die Erklärung der Erscheinung, die auch wir häufig beobachten konnten, durch die krampfartige Inanspruchnahme der gesamten Hilfsatemmuskulatur infolge des dauernden Hustens, scheint uns viel plausibler zu sein. Wenn dann nach den Pubertätsjahren die Lungenspitzen in den veränderten Rippenring eintreten, ist der Organismus, der die erste Infektion überstanden hat, für die Phthise gefährdet. Daß die Überstehung einer Infektion im kindlichen Alter auf den „Habitus“ und die ganze Entwicklung, also auch den Knochenbau des wachsenden Menschen einen Einfluß hat, beweisen die Untersuchungen Hamburgers und Pollaks. Wie schon erwähnt, zeigen kleine Kinder, bei denen eine manifeste Tuberkulose im frühen Alter festgestellt wurde, nach Überstehen der Erkrankung noch nach späterer Zeit zahlreiche Merkmale einer allgemeinen Entwicklungsstörung, die Pollak als Ausbildung eines „Habitus tuberculosus“ beschreibt. Wenn im einzelnen auch die Entwicklung solcher Kinder durch die ersten Jahrzehnte noch nicht erforscht ist, so scheint der Einfluß einer primären Kindheitsinfektion auch für die Ausbildung der Thoraxkonfiguration im Sinne einer Entwicklungshemmung, die behindernd auf die Lugenspitzen wirkt, wahrscheinlich. Wir sahen oben, daß Orth unter Anerkennung einer gewissen Immunität, die eine überstandene Infektion dem ganzen Körper verleiht, die überstandene tuberkulöse Erkrankung im Kindesalter direkt anschuldigt, lokale disponierende Momente für die Lungen zu schaffen. Wir sehen in dieser Allgemeinschädigung, dieser Entwicklungshemmung des Organismus, die sich bei den später an der Phthise erkrankenden Menschen gerade auf die Verhältnisse der oberen Apertur erstreckt, einen Teil der Disposition zur Schwindsucht, welchen die erste Infektion hinterläßt. Noch sind unsere Kenntnisse im Wachsen, der Schleier beginnt erst sich zu heben; wahrscheinlich ist der Einfluß der primären Infektion mit dieser Rolle noch nicht erschöpft. Es wird noch vieler Studien und Beobachtungen bedürfen, um die Fülle der Möglichkeiten zu ergründen, um auch hier alle Wege kennen zu lernen, die zum Ausbruch der Phthise führen.

Die klinische Erfahrung und die Beobachtungen auf dem Sektionstisch haben uns weiter gelehrt, daß die Wichtigkeit der mechanischen Disposition mit diesen anatomisch nachweisbaren Veränderungen sicher nicht erschöpft ist. Gerade dadurch, daß die Begründer dieser Lehre die Entstehung j e d e r Phthise auf angeborene oder erworbene anatomische Mißbildungen der oberen Apertur zurückführen wollten, ist die Anerkennung in weiteren Kreisen erschwert worden. Von pathologischer Seite wurden die Untersuchungen H a r t s nachgeprüft (W. H. S c h u l z e, S u m i t a) und in vielen Fällen von Phthisen keine Aperturveränderungen gefunden. Es ist durchaus zuzugeben, daß der pathologische Anatom in vielen Fällen den objektiven Nachweis der mechanischen Behinderung **nicht** bringen kann.

Die Gestaltung der oberen Brustapertur ist aber nicht nur abhängig von der Bildung des ersten Rippenringes, sondern von der Struktur des ganzen Schultergürtels und der Zugkraft der Muskeln. Die klinische Erfahrung lehrt uns täglich, darin stimmen wir mit W. H. S c h u l z e durchaus überein, daß man auf eine angeborene oder erworbene Knorpelanomalie und Entwicklungsstörung nicht immer zurückzugreifen braucht, sondern daß durch eine Haltungsanomalie, durch eine Muskelschwäche derselbe Effekt, die Ausbildung einer längsovalen Apertur mit Senkung der Aperturebene erfolgen kann. Wir haben schon in früheren Arbeiten besonders darauf hingewiesen, **daß die durch Lebensweise, Berufstätigkeit oder Muskelschwäche bedingte Senkung der Aperturebene und Beengung der Lungenspitzen wahrscheinlich eine noch größere Rolle spielt als die durch anatomische Veränderungen hervorgerufenen Anomalien des ersten Rippenringes.** Abgesehen von den anatomischen Anomalien, zu denen wir auch den asthenischen Habitus im Sinne S t i l l e r s rechnen müssen, die in sich die Gefahr der erblichen Übertragung haben, sind alle die Menschen der Phthise ausgesetzt, bei denen Blutarmut, Muskelschwäche oder Gewohnheit die schlechte Haltung, aus der die Senkung der Aperturebene resultiert, erzeugen, alle die Menschen, bei denen die Berufstätigkeit die Beugung der oberen Wirbelsäule und Senkung der Aperturebene dauernd verlangt: die Schreiber, die Nähmädchen, die Zigarrenarbeiter usw. usw. Gefährdet sind

vor allen auch die normalen Menschen, die an eine regel-
mäßige, ergiebige Ausdehnung ihrer Lungen und ihres Thorax
gewöhnt sind und denen plötzlich eine veränderte Lebensweise
die nötige Hebung und Erweiterung ihres ersten Rippenringes
nimmt (Berufswechsel, Gefängnis), besonders dann, wenn mit
dieser veränderten Lebensweise auch eine erhöhte Infektionsgefahr verbunden ist.

Die mechanische Disposition im Sinne Freund-Harts ist
also **ein** sehr wichtiger Faktor für die Entstehung der Phthise.
Nur darf der Begriff nicht einseitig gefaßt werden, wie es zuerst geschah. **Alle Momente, die zu einer räumlichen Beengung der Lungenspitze führen, müssen zu ihr gerechnet
werden, die angeborenen, die sekundär erworbenen und vor
allem die funktionellen.**

Mit dieser mechanischen Disposition ist aber die Reihe der
lokal disponierenden Verhältnisse nicht erschöpft. Wir haben
oben festgestellt, daß alles. was zu einer Behinderung des
Lymphabflusses in den Lungenspitzen führt, den eingedrungenen
Bacillen die Ansiedelung ermöglicht. Wir sehen in dieser
Stockung des Lymphabflusses die eigentliche Disposition, die
wieder durch verschiedene Ursachen ausgelöst werden kann.
Wir haben bereits darauf hingewiesen, daß jede normale Spitze
schon eine geringere respiratorische Bewegungsgröße den anderen
Lungenteilen gegenüber hat, daß infolgedessen die Lymphabfuhr
und die Bewegungsenergie des Lymphstromes in den Spitzen
schon normalerweise weniger intensiv ist. Alle Verhältnisse,
die diese Respirationsbreite der Spitzen noch weiter herab-
setzen, können die Lymphzirkulation noch stärker stören und
den in die Spitzen eingedrungenen Bacillen Zeit zur Ansiedelung
verschaffen. Hierher sind vor allen Dingen **Erkrankungen
der oberen Luftwege** zu rechnen, die mechanisch durch
längere Zeit die Atmung behindern.

Von verschiedenen Forschern ist gefunden worden, daß bei
chronisch gestörter Atmung eine einfache, nicht tuberkulöse
Kollapsinduration der Lungenspitzen sich entwickelt (Krönig,
Richter. Blümel). Nach B. Fraenkel und B. Baginski
hat die Erschwerung der Nasenatmung (adenoide Wucherungen)
einen direkten Einfluß auf die Entwicklung des Thorax. Auch
wir haben uns häufig davon überzeugen können. daß bei Kindern

mit polypösen Wucherungen im Rachen häufig eine Flachbrüstigkeit bestand, die mit Entfernung der Hindernisse und ausgiebiger Atmungsmöglichkeit verschwand. Krause fand bei Röntgendurchleuchtungen bei verflachter Atmung Verdichtungsstellen des Spitzengewebes, die bei systematischen Atmungsübungen schwanden. So ist es kein Wunder, daß gewisse Erkrankungen der oberen Luftwege für die Phthise disponieren. Chronische Katarrhe der Nasenschleimhaut, Ozaena, Nasenrachenvegetationen, stenosierende Prozesse, Hypertrophie der Rachenmandel erschweren die Ventilation der Lungenspitzen und verschärfen die ungünstigen generellen Verhältnisse im einzelnen Falle. Besonders bei der Erschwerung der Nasenatmung scheinen beide Komponenten, die wir für die Entstehung der Phthise anerkennen müssen, gesteigert zu sein. Die Infektionsgefahr ist größer, weil die filtrierende Eigenschaft der Nasenatmung fehlt und bei ausgesprochener Mundatmung mehr Bacillen in die Lunge gelangen können. Die Spitzenventilation ist erschwert, die Lymphzirkulation und -abfuhr ist behindert, die Bacillen bleiben liegen, die Phthise entsteht. Die auf diese Weise gesetzte Disposition ist nicht gering anzuschlagen. So fanden z. B. Moeller und Rappaport unter 120 Phthisikern 84 Proz. mit pathologischem Nasen- und 76 Proz. mit pathologischem Rachenbefund. Wenn diese Zahlen auch selbstverständlich kein Bild davon geben können, wie oft auf diese Weise die Phthise zustande kommt, so geht doch aus ihnen hervor — was jeder erfahrene Lungenarzt weiß — daß die Sorge für die oberen Luftwege ein Haupterfordernis bei der Prophylaxe und der Therapie der Lungenphthise ist. Wie meistens bei der Ausbildung eines Krankheitsbildes wird man aber auch hier bei näherer Untersuchung der einzelnen Fälle niemals die Disposition nach einer Richtung klar herausschälen können. zahlreiche Momente vereinigen sich gewöhnlich zu einer Gesamtkonstitution, die schließlich die Phthise sich etablieren läßt. Wenn wir hier auch nacheinander die einzelnen disponierenden Momente besprechen müssen, so darf der Praktiker nie vergessen, daß es in Wirklichkeit die schematischen Krankheitsbilder des Lehrbuches fast nie gibt. deß auch die individuelle Disposition des einzelnen Falles sich aus der Kombination und Summation zahlreicher Faktoren zusammensetzen kann.

Wie die Behinderung des Lymphabflusses und damit die Vernichtung der hämatogen oder acrogen eingedrungenen Bacillen durch Druck auf die Lungenspitzen von außen, durch krankhaft erschwerte Spitzenatmung zustande kommen kann, so spielt auch die Verlegung der abführenden Lymphbahnen durch **eingeatmeten Staub** eine nicht unwichtige Rolle.

Seit langer Zeit ist es bekannt, daß Tuberkulose und Pneumokoniose in irgendeiner Form häufig in der Lunge vergesellschaftet gefunden werden. Der Streit, der erbittert darüber geführt wurde, ob die Infiltration der Lunge mit Staub vor der tuberkulösen Infektion vorhanden war, oder ob die spezifische Erkrankung erst die Staubanhäufung in dem erkrankten Bezirk zeitlich nach sich zog, ist heute dahin entschieden, daß sich gewöhnlich die Tuberkulose in der pneumokoniotischen Lunge entwickelt. Wie immer, wenn wissenschaftliche Meinungen sich schroff gegenüberstehen, die von beiden Seiten mit guten Gründen verteidigt werden, so stellt sich mit der Zeit ein gangbarer Mittelweg ein. Die zahlreichen Untersuchungen, ich nenne nur Bäumler, Pannwitz, Fraenkel, haben sichergestellt, daß mit Staub infiltrierte Lungen leicht an Tuberkulose erkranken, aber wir wissen auch durch die Untersuchungen Arnolds, Ribberts, Tendeloos, daß Staubpartikelchen jeder Art (wie Bakterien) sich gerne in der Gegend entzündlicher Prozesse und Narben niederschlagen und liegen bleiben, weil hier wieder die Atmungsgröße eingeschränkt ist und die resorbierenden Lymphbahnen in ihrer Funktion stark geschädigt sind.

Die Erfahrungen haben gelehrt, daß die einzelnen Staubarten sehr verschieden deletär auf die Lungen einwirken. Je schärfer, kantiger und spitziger die eingeatmeten Staubteilchen sind, desto häufiger ziehen sie die Tuberkulose nach sich. Die Arbeiter, die der Inhalation der Steinsplitterchen, des Metallstaubes ausgesetzt sind, erkranken weit häufiger an Lungentuberkulose wie die Menschen, welche die Berufsarbeit mit Gips-, Kalk- oder reinem Kohlenstaub in Berührung bringt. Die Einatmung von Staub führt zu den verschiedensten Schädigungen in der Lunge. Durch Erregung und Unterhaltung von chronischen Katarrhen, durch die dauernden Verletzungen der Schleimhaut, werden die Bacillen nicht nur aufgehalten, sondern finden leichter eine Eintrittspforte in das Lungengewebe. Inwieweit es sich bei den Steinhauerlungen, mag es sich um Aspiration von Marmor-, Granit- oder Sandsteinstaub handeln, inwieweit es sich bei den Schleifern und Metallarbeitern um eine echte von der Spitze ausgehende Phthise handelt, ist noch nicht sichergestellt. Aus allen Statistiken geht nur mit Sicherheit hervor, daß diese Arbeiter auffallend häufig an einer chronisch verlaufenden Lungentuberkulose erkranken. Nun wissen wir aus zahlreichen Beobachtungen, daß die Tuberkulose, die sich in solchen pneumokoniotischen Lungen etabliert, ganz gleich wo ihr Sitz ist, immer zu indurativen Prozessen von mehr gutartigen Charakter neigt, ohne daß es sich um eine typische Phthise, deren Entstehungsgeschichte zu verfolgen die Aufgabe dieser Abhandlung ist, zu handeln braucht. Bäumler stellte fest, daß der Einfluß pneumokoniotischer Prozesse auf die Tuberkulose als ein abschwächender aufzufassen ist. Da die Pneumokoniose bereits allein zu Schwielenbildung und Gewebsveränderungen führt, so findet die Tuberkulose nicht mehr den günstigen Nährboden, den ihr die Lunge sonst bietet und kann sich nicht mehr zur akut fortschreitenden Form entwickeln. Aus demselben Grund ist nach Fraenkel, wir schließen uns seiner Anschauung voll an, die Tuberkulose bei hochgradiger Anthrakose, wie wir sie bei den Kohlenarbeitern und Schornsteinfegern finden, selten. Eine fortgeschrittene Anthrakose kann direkt einen Schutz gegen die Tuberkulose bilden, da in der schiefrigen Induration der gute Nährboden fehlt und die Tendenz der Abkapselung keinen fortschreitenden Prozeß aufkommen läßt.

Anders verhält es sich dagegen, wenn die Menschen chronisch einer Staubaspiration mäßigen Grades ausgesetzt sind, ohne daß es zur Entwicklung eines solchen Extremes von Anthrakose in den Lungen wie bei den Kohlenarbeitern, Schornsteinfegern usw. kommt. Bei dem den allgemeinen Schäden beruflicher Arbeit und des Stadtlebens ausgesetzten Menschen handelt es sich auch nicht nur um die Inhalation des relativ indifferenten Rußes, sondern es gelangen die verschiedensten Staubarten organischen und anorganischen Materials in die Lungen.

Die experimentellen Untersuchungen Arnolds an Kaninchen und Hunden brachten uns die ersten umfassenden Aufschlüsse, wie die Ablagerung corpusculärer Teile in den verschiedenen Lungenabschnitten sich vollzieht. Nach kurzer einmaliger Rußinhalation waren die Oberlappen stärker betroffen als die caudalen Teile, nach einer lange dauernden oder nach mehrfachen Einatmungen waren alle Lappen gleich oder die Unterlappen stärker gefärbt; wurde das Tier erst einige Zeit nach der letzten Inhalation getötet, so war eine von nuten nach oben aufsteigende Aufhellung des Organs eingetreten. Tendeloo, der die Resultate Arnolds vollauf bestätigen konnte, hat uns eine Erklärung für diese Erscheinungen gegeben. Die Spitze der Lunge ist als der für den Niederschlag günstigste Ort anzusehen. Das rührt daher, daß im kranialen Teil die Stromwendung zwischen Inspiration und Exspiration von einer längeren und beträchtlicheren Stromverlangsamung eingeleitet wird (siehe auch Seite 44). Jeder Lungenteil kann zunächst nur ein Maximum aufnehmen, hat sich daher der Oberlappen und die Spitze mit Staub beladen, so werden, wenn wie hier im experimentellen Versuch die Luftwege mit neuen Rußmassen überschüttet werden, jetzt die caudalen Teile der Lungen mehr bevorzugt. Die niedergeschlagenen Teile werden, wie jetzt die Pathologen allgemein zugeben, in der Hauptsache durch die Lymphspalten mechanisch abgeführt, die Flimmerbewegung des Epithels und die Wanderzellen spielen nur eine geringe Rolle. Da aber die Lymphabfuhr schon physiologisch, wie wir bereits mehrfach begründet haben, in den Spitzenteilen eine weniger intensive ist, so bleiben die Staubteile in der Spitze liegen, während die übrigen Lungenteile sich schnell wieder reinigen und aufhellen.

So kommt es mit fortschreitendem Lebensalter allmählich zu einer mehr oder weniger intensiven Verlegung der Lymphspalten im Spitzengebiet, ohne daß sich besondere indurative Gewebsveränderungen, wie sie in hochgradig anthrakotischen Lungen sich etablieren können, ausbilden. Mit Recht hat Hart darauf hingewiesen, daß eine Beengung der Lungenspitzen durch den ersten Rippenring diesen Effekt noch steigern kann. Nötig ist er aber nicht, schon in normalen Lungen mit wenig Lüftung — wir kommen auch hier wieder auf den schädigenden Einfluß der sitzenden usw. Lebensweise, die eine unzureichende Lüftung der Lungen bedingt, zurück — kann eine Retention des Staubes in den kranialen und paravertebralen Teilen erfolgen. Die, wie wir gesehen haben, vorzugsweise in die Spitzen eindringenden Bacillen finden den abführenden Weg nun nicht mehr offen, sie siedeln sich an, die Spitzenphthise beginnt. Aber nicht nur die aerogen aspirierten Bacillen werden so gefährlich, genau so gut können hämatogen im Blute kreisende Tuberkelbacillen gerade in der Lungenspitze sich festsetzen, wenn die Lymphbahnen verschlossen sind. Eine schöne Bestätigung dieser Tatsache haben erst kürzlich die experimentellen Versuche von Cesa-Bianchi gebracht. Er konnte nicht nur zeigen, daß bei mit Ruß und anderen Staubinhalationen vorbehandelten Tieren die sonst akut miliar oder pneumonisch verlaufende Erkrankung einen chronischen, kavernösen Charakter annahm, sondern interessanterweise lokalisierte sich der Prozeß bei hämatogener Infektion auch bei Meerschweinchen, die durch fortgesetzte Staubinhalationen vorbehandelt waren, nur in den Lungen, während die Kontrolltiere an allgemeiner Tuberkulose zugrunde gingen. Für diese Tatsache gibt es keine andere Erklärung, als daß die Bacillen von den anthrakotischen Lungen abgefangen wurden, in den Lymphbahnen nicht mehr abgeführt werden konnten und nur lokale Veränderungen in den Lungen allein setzten. Wie hier im Experiment muß genau dasselbe in der menschlichen Lungenspitze geschehen, wenn hier durch die allmähliche Verlegung der Lymphbahnen der Weg zu den Bronchialdrüsen nicht mehr offen steht. Wir müssen uns durchaus der Ansicht Fraenkels anschließen, daß eine hochgradige Anthrakose durch Gewebsveränderungen einen Schutz vor Ansiedelung und Ausbreitung des tuberkulösen Prozesses bieten kann, daß aber eine mäßige Staubansammlung, die nur die abführenden Lymphwege verstopft, zur Spitzenphthise disponiert. Wenn durch Jahre hindurch der Staub in der Lunge abgelagert wird, so kommt es allmählich zu einer retrograden Verlegung der Lymphgefäße von den Hilusdrüsen an. Auch hier wieder sind die Spitzenbahnen am meisten betroffen und zuletzt findet der in die Spitze — sei es hämatogen oder aerogen — eingedrungene Bacillus den üblichen Abfluß nicht mehr offen, bleibt liegen und siedelt sich an. Auch dieses Ereignis tritt frühestens im zweiten Jahrzehnt in Kraft. Dem Kinde, das keine Phthise, sondern die akut verlaufende Tuberkulose, welche die Spitze verschont, bekommt, fehlt auch dieses disponierende Moment.

Wir sind geneigt, praktisch der mechanischen Behinderung in der Lungenspitze in jeder Form und der Staubinhalation die wichtigsten Rollen für die Disposition zu Entstehung der Phthise zuzuschreiben. Aber wir müssen auch hier wieder betonen, daß jedes Moment, das zur Stockung des Lymphabflusses im Spitzengewebe führt, dem Bacillus den Boden bereitet und mit dem Krankheitserreger die Schwindsucht auslösen kann. Wir klammern uns nicht an eine bestimmte Konstitutionsanomalie, sondern betonen auch hier unsere Auffassung, daß in vielen Fällen erst die Kombination und Summation verschiedener Schädlichkeiten den oben geschilderten disponierenden Zustand entstehen lassen.

Wir verkennen auch nicht den **Einfluß allgemeiner Schädlichkeiten**, Unterernährung, schwächender Krankheiten, des Alkoholismus usw. Wir sind aber der Auffassung, daß,. wenn durch alle diese Momente wirklich eine typische Phthise in unserem Sinne ausgelöst wird (keine anderweitige Lungentuberkulose), und wenn durch sie nicht eine bereits latent bestehende Krankheit wieder aufgerührt ist, daß dann neben der Herabsetzung der allgemeinen Widerstandskraft des Gewebes diese Schädigungen in irgendeiner Form, wie wir sie oben ausführlich beschrieben haben, zu einer lokalen Schädigung der Lungenspitze geführt und damit die individuelle lokale Disposition geschaffen haben. Es besteht für uns kein Zweifel, das lehrt uns die klinische Erfahrung jeden Tag, daß die biochemische Empfänglichkeit des Lungengewebes unter den verschiedenen Noxen dem Tuberkelbacillus gegenüber eine bessere werden kann; der Verlauf der Phthise wird dadurch in ungünstiger Weise beeinflußt. Bei derartig geschwächten Individuen bedarf es dann vielleicht nur eines geringen Anstoßes, um bei gegebener Infektionsmöglichkeit die Phthise zum Ausbruch zu bringen. Wir haben ja gesehen, daß wir keine grob anatomischen Veränderungen brauchen, um die Disposition in unserem Sinne zu schaffen, daß neben dem phthisischen (Hart) oder asthenischen Habitus (Stiller), die wir nicht prinzipiell voneinander trennen können, schon eine funktionelle Schwäche, die zur ungenügenden Spitzenventilation führt, genügt, um der

Schwindsucht den Boden zu bereiten. Niemals darf, auch das haben wir oben ausdrücklich betont, die Virulenz der Bacillen und die jeweilige Empfänglichkeit des Organismus in jedem einzelnen Falle außer acht gelassen werden. Alle diese Faktoren sind von der größten Bedeutung für den anatomischen und klinischen **Verlauf** der Krankheit. Wenn wir die **Entstehungsgeschichte** an uns haben vorübergehen lassen, so sind wir uns dabei voll bewußt, daß die Krankheitsursachen in ihrer Größe und ihrer Wirkung in jedem einzelnen Fall verschieden sind und sein müssen, daß ein geschwächter Organismus sowohl bei der Infektion wie bei der Disposition die Krankheitsursachen in geringerem Grade zur Erkrankung benötigt wie ein mit ungeschädigten, vollwertigen Organen ausgestatteter Körper.

Schluß.

Wir stehen am Schlusse unserer Betrachtungen; wir haben versucht, nach dem Stande unseres heutigen Wissens die Entstehungsgeschichte der menschlichen Lungenphthise zu schildern. Manche Aufklärung hat uns die Forschung der letzten Jahre gebracht, mancher Schleier ist noch zu heben. Die Entstehungsgeschichte der Krankheit kennen, heißt die Richtlinien für die Prophylaxe aufstellen. Wir haben auf Grund unserer Ausführungen keinen Anlaß, die Prophylaxe auf ein bestimmtes Lebensalter in der Hauptsache zu beschränken. Das Kind kann schon den Keim zur Schwindsucht in sich aufnehmen, der gesunde, erwachsene Mensch kann jederzeit der Phthise zum Opfer fallen. Der Kampf gegen den Feind ist in jedem Lebensalter zu führen. An dieser Tatsache ändert nichts unsere Erkenntnis, daß bestimmte Jahre in der Lebenszeit für beide Faktoren, die zur Schwindsucht führen, für die Infektion und für die Ausbildung der Disposition von besonderer Bedeutung sind. Je genauer wir die Infektionsmöglichkeit erforschen, je klarer wir die inneren Krankeitsursachen erkennen, desto sicherer werden wir den Einbruch des Feindes hindern, desto schwerer wird es ihm gelingen, bei uns Fuß zu fassen.

Literatur-Verzeichnis.

Abrikosoff, Über die ersten anatomischen Veränderungen bei der Lungenphthise. Virchows Arch. **178**. 1904. S. 173.

Albrecht, E., Thesen zur Frage der menschlichen Tuberkulose. Frankf. Zeitschr. f. Path. **1**. 1907.

— H., Über Tuberkulose des Kindesalters. Wiener klin. Wochenschr. 1909.

Arnold, Untersuchungen über Staubinhalation und Staubmetastase. Leipzig 1885.

Ascher, Über den Einfluß des Rauches auf die Atmungsorgane. Stuttgart 1905.

Aschoff, Lehrbuch der pathologischen Anatomie. Jena 1912.

— Diskussionsbemerkung zu dem Vortrag von Schmorl. Verhandl. d. Deutsch. pathol. Ges. **7**. 104.

Aufrecht, Leitsätze, betreffend den Weg des Tuberkelbacillus von der Außenwelt bis zu den Lungen. Tuberkulosis. **6**. S. 371.

— Der gegenwärtige Stand d. Lungenschwindsuchtsfrage. Berliner klin. Wochenschr. 1907. S. 829.

— Über Lungenschwindsucht. Magdeburg 1904.

— Neue Beweise für die vaskuläre Entstehung der Lungenschwindsucht. Arch. f. klin. Med. **94**. S. 308.

— Die Genese der Lungenphthise und die Verschiedenheiten der mit dem Namen „Tuberkel" bezeichneten Gebilde. Deutsch. Arch. f. klin. Med. **75**. S. 190.

— Pathologie und Therapie der Lungenschwindsucht. Wien und Leipzig 1913.

Bacmeister, Die mechanische Disposition der Lungenspitzen und die Entstehung der Lungenspitzentuberkulose. Grenzgeb. d. Med. u. Chir. **23**. 1911. Heft 4.

— Entstehung und Verhütung der Lungenspitzentuberkulose. Deutsche med. Wochenschr. 1911. Nr. 30.

— Das Auftreten virulenter Tuberkelbacillen im Blut nach der diagnostischen Tuberkulininjektion. Münchner med. Wochenschr. 1913. Nr. 7.

— Die Freundsche Lehre und der heutige Stand der Frage von der lokalen Disposition zur Lungenphthise. Beitr. z. Klinik der Tuberkulose. 1913.

— Die Entstehung der Lungenphthise auf Grund experimenteller Untersuchungen. Grenzgeb. d. Med. u. Chir. 1913. 4.

— Aerogene oder hämatogene Entstehung der Lungenphthise? Deutsche med. Wochenschr. 1913. 24.

Bacmeister, Das Vorkommen von Tuberkelbacillen im Blut. Zentralbl. f. d. Grenzgeb. d. Med. u. Chir. 1912. 16.

— und **Rueben**, Über „sekundäre" Tuberkulose. Deutsche med. Wochenschr. 1912. 50.

Bartel, Die Infektionswege bei der Fütterungstuberkulose. Klin. Jahrb. 14. S. 337.

— Die Infektionswege bei Fütterungstuberkulose. Wiener klin. Wochenschr. 1904. S. 414. u. 415. Nr. 7.

— Über Beziehungen zwischen Organzelle und Tuberkuloseinfektion. Wiener klin. Wochenschr. 1906. S. 1248.

— **Neumann** und **Hartl**, Immunisierungsversuche gegen Tuberkulose und Perlsucht. Zentralbl. f. Bakteriol. 48.

— und **Spieler**, Der Gang der natürlichen Tuberkuloseinfektion beim Meerschweinchen. Wiener klin. Wochenschr. 1906. S. 25.

v. **Baumgarten**, Zentralbl. f. d. med. Wiss. 1881.

— Über experimentelle Lungenphthise. Verhandl. d. Deutschen path. Gesellsch. Hamburg 1901.

— Experimente über hämatogene Lymphdrüsentuberkulose. Verhandl. d. Deutschen path. Gesellsch. 10. S. 5.

— Über das Verhalten von Tuberkelbacillen an der Eingangspforte der Infektion. Berliner klin. Wochenschr. 1905. S. 1329.

— Welche Ansteckungsweise spielt bei der Tuberkulose des Menschen die wichtigste Rolle. Deutsche med. Wochenschr. 1909. 40.

Bäumler, Kreislaufstörungen und Lungentuberkulose. Münchner med. Wochenschr. 1901. 21.

— Lungenveränderungen bei Staubeinatmung. Oberrhein. Ärztetag 2. Juli 1908. Münchner med. Wochenschr. 1909. Nr. 10.

Beckmann, Das Eindringen der Tuberkulose und ihre rationelle Bekämpfung. Berlin 1904.

v. **Behring**, Über Lungenschwindsuchtentstehung und Tuberkulosebekämpfung. Deutsche med. Wochenschr. 1903. S. 689.

— Leitsätze betreffend die Phthisiogenese bei Menschen und Tieren. Berliner klin. Wochenschr. 1904. S. 90.

— Tuberkuloseentstehung, Tuberkulosebekämpfung und Säuglingsernährung. Beitr. z. exper. Therap. 1904. 8.

Beitzke, Über den Weg der Tuberkelbacillen von der Mund- und Rachenhöhle zu den Lungen mit besonderer Berücksichtigung der Verhältnisse beim Kinde. Virchows Arch. 184.

— Häufigkeit, Herkunft und Infektionswege der Tuberkulose beim Menschen. Lubarsch-Ostertag. 1910.

— Neuere Arbeiten über die Infektionswege der Tuberkulose. Berliner klin. Wochenschr. 1908. S. 1235.

Bericht der British Royal Commission. Tuberculosis. Sept. 1911. 10. Nr. 9.

Birch-Hirschfeld, Über den Sitz und die Entwicklung der primären Lungentuberkulose. Deutsch. Arch. f. klin. Med. 64. 1899. S. 58.

— Das erste Stadium der Lungenschwindsucht. Tuberkulosekongr. 1899.

Blümel, Über Kollapsinduration der rechten Lungenspitze bei chronisch behinderter Nasenatmung usw. Münchner med. Wochenschr. 1908. 30.
Bollinger, Die Entstehung und Heilbarkeit der Tuberkulose. Münchner med. Wochenschr. 1888. 29 u. 30.
Brehmer, Ätiologie der chronischen Lungenschwindsucht. Berlin 1885.
Burkhard, Über die Häufigkeit und Ursache menschlicher Tuberkulose auf Grund von ca. 1400 Sektionen. Zeitschr. f. Hyg. 53.
Cadéac, Sur la contagion de la tuberkulose par les voies respiratoires. Revue d'hyg. 1905.
Calmette, Infektionswege der Tuberkulose. Tuberculosis. 5. S. 491.
Cesa-Bianchi, Staubinhalation und Lungentuberkulose. Zeitschr. f. Hyg. 73. 1912.
Cornet, Die Tuberkulose. 2. Aufl. Wien 1907.
Devrient, Die Tonsillen des Rindes und ihre Beziehungen zur Entstehung der Tuberkulose. Deutsche tierärztl. Wochenschr. 1908.
Disse, Untersuchungen über die Durchgängigkeit der jugendlichen Magenwand für Tuberkelbacillen. Berliner klin. Wochenschr. 1903. S. 4.
Dreesen, Über das Vorkommen von Tuberkelbacillen im strömenden Blut. Med. Klin. 1913. 15.
Duchinoff, Über den Nachweis von Tuberkelbacillen im Blut usw. Beitr. z. klin. Chir. 79. 1912. 1.
Dudley, The dissemination of tuberculosis as affected by railway travel. Med. News. 1905. B. 87.
Eber, Congr. de Royal Institute of public health. Berlin 1912. S. 712.
Elsaesser, Tuberkelbacillen im Blutstrom bei Lungentuberkulose. Beitr. z. Klin. d. Tuberkulose 26. 4. 1913.
Ficker, Über den Einfluß des Hungers auf die Bakteriendurchlässigkeit des Intestinaltraktus. Arch. f. Hyg. 54.
— Über den Einfluß der Erschöpfung auf die Keimdurchlässigkeit des Intestinaltraktus. Arch. f. Hyg. 57.
Flügge, Die Verbreitungsweise und Bekämpfung der Tuberkulose. Gesammelte Abhandlungen. Berlin 1908.
Fränkel, Spezielle Pathologie und Therapie der Lungenkrankheiten. Berlin 1904.
Fraser, Journ. of experim. med. 1912.
Freund, Beiträge zur Histologie des Rippenknorpels im normalen und pathologischen Zustande. Breslau 1858.
— Der Zusammenhang gewisser Lungenkrankheiten mit primären Rippenknorpelanomalien. Erlangen 1859.
— Thoraxanomalien als Prädisposition zur Lungenphthise und Emphysem. Therap. d. Gegenw. 1902.
— Über die Beziehungen gewisser geheilter Lungenphthisen zur Gelenkbildung am ersten Rippenknorpel. Berliner klin. Wochenschr. 1902. Nr. 33.
Gaffky, Zur Frage der Infektionswege der Tuberkulose. Tuberculosis 6. S. 437.
Gary, Thèse de Lyon. 1905.

Ghon, Der primäre Lungenherd bei der Tuberkulose der Kinder. Berlin-Wien 1912.

Goebel, Zum Vorkommen von Tuberkelbacillen im strömenden Blut. Deutsche med. Wochenschr. 1913. 24.

Gotschlich, Die Verbreitung der Tuberkelbacillen im Staub von Räumen mit starkem Menschenverkehr.

Grober, Die Tonsillen als Eintrittspforte für Krankheitserreger, besonders für die Tuberkulose. Klin. Jahrb. 14.

Hamburger: Die Tuberkulose als Kindheitsinfektion. Münchner med. Wochenschr. 1908.

— Über tuberkulöse Exacerbation. Wiener klin. Wochenschr. 1911. 24.

— Leitsätze. XI. Internat. Tuberkulosekonferenz. Berlin 1913.

Hanau, Beiträge zur Pathologie der Lungenkrankheiten. Zeitschr. f. klin. Med. 12. 1887.

v. Hansemann, Die anatomischen Grundlagen der Disposition. Deutsche Klinik. 1903.

— Disposition. Eulenburgs Realenzyklopädie der gesamten Heilkunde. 4. Aufl. 1909.

— Über typische und atypische Lungenphthise. Berliner klin. Wochenschr. 1911. 1.

— Über das konditionale Denken in der Medizin. Berlin 1912.

Harbitz, Untersuchungen über die Häufigkeit, Lokalisation und Ausbreitung der Tuberkulose usw. Christiania 1904.

Harras, Zur Prophylaxe der Lungentuberkulose. Münchner med. Wochenschr. 1908. Nr. 45.

Hart, Die mechanische Disposition der Lungenspitze zur tuberkulösen Phthise. Stuttgart 1906.

— Die Beziehungen des knöchernen Thorax zu den Lungen und ihre Bedeutung für die Genese der tuberkulösen Lungenphthise. Beitr z. Klin. d. Tuberkulose. 1907.

— Die Manubriumcorpusverbindung des Sternums und die Genese der primären tuberkulösen Phthise der Lungenspitzen. Berliner klin. Wochenschr. 1907. Nr. 44.

— Zur Genese der tuberkulösen Lungenphthise. Deutsche med. Wochenschr. 1907.

— Die Schmorlsche Lungendruckfurche. Zentralbl. f. Path. 21. 1909. Nr. 2.

— Die Disposition der Lungenspitzen zur tuberkulösen Phthise und das Lokalisationsgesetz der ersten tuberkulösen Lungenherde. 6. Internat. Tuberk.-Kongreß 1908. Münchner med. Wochenschr. 1909. Nr. 3.

— Zur Prophylaxe der Lungentuberkulose. Zeitschr. f. Tuberk. 14. 1909. Heft 5.

— Thoraxanomalien und tuberkulöse Lungenphthise. Ergebn. d. wissensch. Med. 1. 1909. Heft 1.

— Die anatomischen Grundlagen der Disposition der Lungen zu tuberkulöser Erkrankung. Lubarsch-Ostertag. 1910.

— Thoraxbau und tuberkulöse Lungenphthise. Beih z. med. Klin. 1912. 11.

Hart und Harras, Der Thorax phthisicus. Stuttgart 1908.

Heller, Beiträge zur Tuberkulosefrage. 20. 1904. S. 517.

Herford, Die Feststellung und Häufigkeit der Tuberkulose in den Schulen. Der Schularzt. 7. 1909. 9.

Hilgermann und Lossen, Über den Nachweis von Tuberkelbacillen im Blute bei Lungentuberkulose und seine prognostische Bedeutung. Deutsche med. Wochenschr. 1912. 19.

Hillenberg, Weiterer Beitrag zur Entstehung und Verbreitung der Tuberkulose. Tuberkulosis. 1911. 7.

Hofbauer, Beiträge zur Lehre von der lokalen Disposition. Wiener klin. Wochenschr. 1899.

— Ursachen der Disposition der Lungenspitze für Tuberkulose. Zeitschr. f. klin. Med. 59. 1906.

— Zur Pathogenese der Lungenspitzentuberkulose. Münchner med. Wochenschr. 1906. Nr. 6.

Ibrahim, Zur Prognose der tuberkulösen Infektion im Säuglingsalter. Beitr. z. Klin. d. Tuberkulose. 21. 2. 1912.

Ito, Über primäre Darm- und Gaumentonsillentuberkulose. Berliner klin. Wochenschr. 1904.

Jansen, Die mechanische Bedeutung der Bronchien. Grenzgeb. d. Med. u. Chir. 25. 1913. Heft 5.

Jessen und Rabinowitsch, Über das Vorkommen von Tuberkelbacillen im kreisenden Blut und die praktische Bedeutung dieser Erscheinungen. Deutsche med. Wochenschr. 1910.

Jousset, La bacillémie tuberculeuse. Semaine méd. 1904.

Jungmann, Beiträge zur Freundschen Lehre vom Zusammenhang primärer Rippenknorpelanomalien mit Lungentuberkulose und Emphysem. Frankf. Zeitschr. f. Pathol. 3. 1909. Heft 1.

Kahn, Zur sekundären Tuberkulose. Beitr. z. Klin. d. Tuberkulose. 28. 2. 1913.

— Zum Nachweis der „Tuberkelbacillen" im strömenden Blut. Münchner med. Wochenschr. 1913. 7.

Kennerknecht, Über das Vorkommen von Tuberkelbacillen im strömenden Blute bei Kindern. Beitr. z. Klinik d. Tuberkulose. 23. 2. 1912.

Keßler, Tuberkelbacillennachweis im Blut. Münchner. med. Wochenschr. 1913. 7.

Kirstein, Über die Dauer der Lebensfähigkeit der Tuberkelbacillen an flugfähigen Stäubchen. Zeitschr. f. Hyg. 50. S. 186.

Kitamura, Die Stellung der Bronchiallymphdrüsen im lymphatischen System usw. Zeitschr. f. Hyg. 58.

— Über subapikale Lungenfurchen und ihre Beziehungen zur Genese der tuberkulösen Spitzenphthise. Beitr. z. Klinik d. Tuberkulose. 1907.

Klemperer, F., Über Tuberkelbacillen im strömenden Blut. Therapie d. Gegenwart. Oktober 1912.

Klimmer, Die Rindertuberkulose, ihre Beziehungen zur Menschentuberkulose und ihre Bekämpfung. Jahresb. d. Gesellsch. f. Natur- u. Heilk. zu Dresden. München 1905. S. 73.

Korányi, Lungentuberkulose. Eulenburgs Realenzyklopädie. **12**. 1887.

Koslow Ref. Münchner med. Wochenschr. 1910. S. 2257.

Kossel, Die Beziehungen zwischen menschlicher und tierischer Tuberkulose. Deutsche med. Wochenschr. 1912. 16.

— Handbuch von Kolle-Wassermann.

Kossel und Weber, Wissenschaftliche Ergebnisse der bisher im Kaiserlichen Gesundheitsamt angestellten vergleichenden Untersuchungen über Tuberkelbacillen verschiedener Herkunft. Deutsche med. Wochenschrift. 1905. 40.

Koster, Untersuchungen über die Ursachen der chronischen Lungentuberkulose beim Menschen. Diss. Freiburg 1892.

Köhlisch, Untersuchungen über die Infektion mit Tuberkelbacillen durch Inhalation von trockenem Sputumstaub. Zeitschr. f. Hyg. 60.

Krabbel, Tuberkelbacillen im strömenden Blut bei chirurgischer Tuberkulose. Deutsche Zeitschr. f. Chir. 1913. 120.

Krönig, Über einfache nichttuberkulöse Kollapsinduration der rechten Lungenspitze bei chronisch behinderter Nasenatmung. Med. Klin. 1907. 40/41.

Kurashige, Über das Vorkommen von Tuberkelbacillen im strömenden Blut der Tuberkulösen. Zeitschr. f. Tuberk. 1911. 4. 1912. 5.

Küß, De l'hérédité parasitaire de la tuberculose humaine. Paris 1898.

Lang, Über das Vorkommen säurefester Stäbchen im Blute. Zentralbl. f. inn. Med. 1913. 16.

Lesieur, Journ. de phys. et path. gén. September 1904.

Lessing, Ein Beitrag zur Frage der Entstehung der tuberkulösen Lungenphthise. Diss. Leipzig 1909.

Liebermeister, Virchows Arch. **197**. Heft 3.

— Kongr. f. inn. Med. 1907.

— Über „sekundäre" Tuberkulose. Med. Klin. 1912. 25.

— Kongr. f. inn. Med. 1912.

— Verhandl. d. Kongr. deutsch. Naturf. u. Ärzte. 1912.

Lippmann, Zum Nachweis der Tuberkelbacillen im strömenden Blut von Phthisikern. Münch. med. Wochenschr. 1909.

Lubarsch, Über den Infektionsmodus bei der Tuberkulose. Fortschritte d. Med. 1904.

— Beiträge zur Pathologie der Tuberkulose. Virchows Arch. **213**. Heft 2—3. 1913.

Lüdke, Wiener klin. Wochenschr. 1906. Nr. 31.

Lustig, Wiener med. Wochenschr. 1884. S. 1159. 1429.

Martius, Die Pathogenese innerer Krankheiten. Wien 1899. 1909.

— Die Vererbbarkeit des konstitutionellen Faktors der Tuberkulose. Berliner klin. Wochenschr. 1901. Nr. 45.

— Über die Bedeutung der Vererbung und die Disposition in der Pathologie, mit besonderer Berücksichtigung der Tuberkulose. 22. Kongr. f. inn. Med. Wiesbaden 1905.

Meisel, Wiener med. Wochenschr. 1884.

Metchnikoff, Burnet und Tarrassevitsch, Recherches sur l'épidémiologie de la tuberculose dans les steppes des Kalmouks. Ann. Pasteur. 1911. Nr. 11.

Moro, Natürliche Schutzkräfte des Säuglingsdarms. Arch. f. Kinderheilk. 43. S. 340.

Most, Die Topographie des Lymphgefäßapparates des menschlichen Körpers usw. Tuberkulosis. 6. S. 473.

Naegeli, Über die Häufigkeit der Tuberkulose. Verhandl. d. XXIV. Kongr. f. inn. Med. 1907.

Österreich und de la Camp: Anatomie und physikalische Untersuchungs-Methoden. Berlin 1905.

Orth, Ätiologisches und Anatomisches über Lungenschwindsucht. Berlin 1887.
— Über die Bedeutung der Rinderbacillen für den Menschen. Berliner klin. Wochenschr. 1913. Nr. 10.
— Berliner klin. Wochenschr. 1904. Nr. 7.
— Über einige Zeit- und Streitfragen auf dem Gebiete der Tuberkulose. Berliner klin. Wochenschr. 1904. Nr. 11. S. 268.
— Drei Vorträge über Tuberkulose. Berlin 1913.

Orth und Rabinowitsch, Zur Frage der Immunisierung gegen Tuberkulose. Virchows Arch. 190. S. 1.
— — Über experimentelle enterogene Tuberkulose. Ebenda. 194. S. 305.

Pannwitz, Kochs Standpunkt in der Frage nach den Beziehungen zwischen Rinder- und Menschentuberkulose beim Tuberkulosekongreß in Washington 1908. Tuberkulosis 7. Berliner klin. Wochenschr. 1908. S. 2001.

Park und Krumwiede, Journ. of Med. Research. 27. 1912.

Pertik, Pathologie der Tuberkulose. Ergebn. d. allg. Path. Lubarsch-Ostertag. 1902.

Pollak, Über Säuglingstuberkulose. Beitr. z. Klinik d. Tuberkulose. 19. 2.
— Das Kind im tuberkulösen Milieu. Beitr. z. Klinik. d. Tuberkulose. 19. 1911.

Pottenger, Tuberculosis in childhood with especial reference to infection. Zeitschr. f. Tuberk. 4. S. 383.
— Muskelspasmus und Degeneration. Beitr. z. Klinik d. Tuberk. 22. 1912.

Querner, Über Vorkommen von Tuberkelbacillen im strömenden Blut. Münchner med. Wochenschr. 1913. 8.

Rabinowitsch, L., Berliner klin. Wochenschr. 1906. 24. und Arb. aus d. path. Instit. zu Berlin. 1906. S. 365.
— Blutbefunde bei Tuberkulose. Berliner klin. Wochenschr. 1913. 3.
—, Marcus, Zur Identitätsfrage der Tuberkelbacillen verschiedener Herkunft. Zeitschr. f. Tuberk. 9. S. 305. 457. 546.

Ranke, Über den zyklischen Verlauf der Tuberkulose. Beitr. z. Klinik d. Tuberkulose. 21. Heft 1.

Ranström, Tuberkelbacillen im strömenden Blut. Deutsche med. Wochenschr. 1912. 33.

Reichenbach und Bock, Versuche über die Durchgängigkeit des
Darmes für Tuberkelbacillen. Zeitschr. f. Hyg. **60.** S. 446.
Ribbert, Die Genese der Lungentuberkulose. Deutsche med. Wochen-
schrift 1904. Nr. 8.
— Die Eingangspforten der Tuberkulose. Deutsche med. Wochenschr.
1907.
— Deutsche med. Wochenschr. 1902. Nr. 17. S. 301.
Richter, Zur Kenntnis der einfachen nichttuberkulosen Kollapsinduration
der rechten Lungenspitze bei chronisch behinderter Nasenatmung.
Deutsche med. Wochenschr. 1909. 18.
Römer, Kritisches und Antikritisches zur Lehre von der Phthisiogenese.
Beitr. z. Klinik d. Tuberkulose. **22.** Heft 3. 1912.
— Weitere Versuche über Immunität gegen Tuberkulose durch Tuber-
kulose usw. Beitr. z. Klinik d. Tuberkulose.
— Kindheitsinfektion und Schwindsuchtsproblem im Lichte der Immuni-
tätswissenschaften. Tuberculosis. 1910. 4.
— Über Immunität gegen „natürliche" Infektion mit Tuberkelbacillen.
Beitr. z. Klinik d. Tuberkulose. **22.** 1912.
Römer und Joseph, Das Wesen der Tuberkuloseimmunität Beitr. z.
Klinik d. Tuberkulose. **17.**
— Über die histologischen Initialveränderungen bei Lungenphthise und
ihre Verwertung für die Theorie der Infektionswege. Diss. Tübingen
1904.
Rokitansky, Handbuch der allgemeinen Path. Wien 1846.
Rosenberg, Über das Vorkommen von Tuberkelbacillen im strömen-
den Blut. Münchner med. Wochenschr. 1913. 8.
Rosenberger, The presence of tubercelbacilli in the circulating blood
in tuberculosis. Zentralbl. f. Bakteriol. 1909. 50.
Rothe, Untersuchungen über tuberkulöse ʾnfektion im Kindesalter.
Veröffentl. d. Robert Koch-Stiftung. 1911. Heft 2.
Rothschild, Über die physiologische und pathologische Bedeutung des
Sternalwinkels. Verhandl. d. XVII. Kongr. f. inn. Med. Karlsbad 1899.
— Der Sternalwinkel in anatomischer, physiologischer und pathologischer
Hinsicht. Frankfurt 1900.
Rothschild, Die mechanische Disposition der Lungenspitzen zur tuber-
kulösen Phthise. Berliner klin. Wochenschr. 1907. Nr. 27.
Rumpf, Über das Vorkommen von Tuberkelbacillen im Blutstrom.
Münchner med. Wochenschr. 1912. 59.
Rütimeyer, Zentralbl. f. inn. Med. **6.** 1885.
Schelble, Verhandl. d. Kongr. deutscher Naturf. u. Ärzte. 1912.
Scheltema, Tuberkuloseinfektionen unter dem poliklinischen Material
des Groninger Kinderkrankenhauses. Naturf.-Vers. Karlsruhe 1911.
Schlüter, Die Anlage zur Tuberkulose. Leipzig u. Wien 1905.
Schmorl, Zur Frage der beginnenden Lungentuberkulose. Münchner
med. Wochenschr. 1901. Nr. 50.
— Diskussion zum Vortrage Baumgartens. Verhandl. d. Deutschen
path. Gesellsch. **10.** 1901. S 80.

Schmorl, Zur Frage der Genese der Tuberkulose. Münchner med. Wochenschrift 1908. Nr. 25.

— Über die Tuberkulose der menschlichen Placenta. Verhandl d. Deutschen path. Gesellsch. 7. 94.

— und Geipel, Über die Tuberkulose der menschliche Placenta. Münchner med. Wochenschr. 1904. S. 1676.

Schnitter, Nachweis und Bedeutung der Tuberkelbacillen im strömenden Phthisikerblut. Deutsche med. Wochenschr. 1909. 36.

— und Treupel, Ärzteverein in Frankfurt, 16. August 1909. Ref. Münchner med. Wochenschr. 1909. S. 2195.

Schrumpf, Zwei Fälle von Endometritis decidualis tuberculosa, mit alleiniger Beteiligung der Decidua vera. Zieglers Beitr. 42.

Schultze, Anomalien des 1. Rippenringes und Lungentuberkulose usw. Beitr. z. Klinik d. Tuberkulose. 24. Heft 2. 1913.

Selter, Bakterien im gesunden Körpergewebe und deren Eintrittspforten. Zeitschr. f. Hyg. 54.

Smith, Theobald, The reaction curve of tubercle bacilli from different sources in bouillon containing different amount of glycerine. Journ. of Med. Research. 13. S. 405.

Sorgo, Über Mutationen verschiedener Tuberkelbacillen. Wiener klin. Wochenschr. 1907. S. 1128.

Stäubli, Beitrag zum Nachweis von Parasiten im Blut. Münchn. med. Wochenschr. 1908.

Sticker, Zentralbl. f. klin. Med. 6. 1885.

— und Löwenstein. Zentralbl. f. Bakteriol. Beilage zu Bd. 47. Abt. 1. Berliner klin. Wochenschr. 1913. 11.

Stiller, Berliner klin. Wochenschr. 1905. Nr. 38.

— Berliner klin. Wochenschr. 1912. Nr. 3.

Sturm, Tuberkelbacillen im Blut von Tuberkulösen. Beitr. z. Klinik. d. Tuberkulose. 21. S. 239.

Sumita, Masao, Zur Lehre von der. sog. primären Thoraxanomalie. Deutsche Zeitschr. f. Chir. 113. 1911. S. 49.

Suzuki und Takaki, v. Pirquetsche Reaktion und Tuberkelbacillen im Blut. Zentralbl. f. Bakteriol. 61. I. Abt.

Tendeloo, Pathologische Anatomie der Lungenschwindsucht, in Schroeder und Blumenfelds Handb. d. Lungenschwindsucht. Leipzig 1904.

— Studien über Ursachen der Lungenkrankheiten. Wiesbaden 1902.

— Die Bedeutung der Atmungsgröße für die Entstehung und die Ausdehnung bzw. Heilung der Tuberkulose. Beitr. z. Klinik d. Tuberkulose. 11. Heft 2. 1908.

Turban, Beiträge zur Kenntnis der Lungentuberkulose. Wiesbaden 1899.

— Die Vererbung des Locus minoris resistentiae bei der Lungentuberkulose. Zeitschr. f. Tuberk. 1. Heft 1—2. 1900.

Uffenheimer, Über das Verhalten der Tuberkelbacillen an der Eingangspforte der Infektion. Berliner klin. Wochenschr. 1906.

Uffenheimer, Experimentelle Studien über die Durchlässigkeit der
    Wandungen des Magendarmkanals neugeborener Tiere für Bakterien
    und genuine Eiweißstoffe. Arch. f. Hyg. **55**.
Villemin, Leçons sur la tuberculose. 1868.
Volland, Über den Weg der Tuberkulose zu den Lungenspitzen.
    Zeitschr. f. klin. Med. **23**. Heft 1.
Wagner, Staubuntersuchungen auf Tuberkelbacillen in der Züricher
    Heilstätte für Lungenkranke in Wald. Diss. Zürich 1903.
Wassermann, M., Beitrag zur Kenntnis der Infektionswege bei Lungen-
    tuberkulose. Berliner klin. Wochenschr. 1904.
Weber, Über die Bedeutung der Rinderbacillen für den Menschen.
    Berliner klin. Wochenschr. 1913. 12.
— Die Infektion des Menschen mit den Tuberkelbacillen des Rindes.
    Deutsche med. Wochenschr. 1906. S. 1980.
— Weitere Passageversuche mit Bacillen des Typus humanus. **Tub.**-
    Arbeiten a. d. Kais. Gesundh.-Amte. 1907. Heft 6.
— und Steffenhagen, Ebenda. Heft 11.
Wechsberg, Beitrag zur Lehre der primären Einwirkung des Tuberkel-
    bacillus. Zieglers Beitr. **19**. 1901. S. 203.
Weichselbaum, Wiener med. Wochenschr. 1884. S. 334.
— Über die Infektionswege der menschlichen Tuberkulose. Tuberculosis.
    6. S. 364.
— und Bartel, Zur Frage der Latenz der Tuberkulose. Wiener klin.
    Wochenschr. 1905. S. 241.
Weleminsky, Der Gang der Infektion in den Lymphbahnen. Berliner
    klin. Wochenschr. 1907. S. 269.
— Zur Pathogenese der Lungentuberkulose. Berliner klin. Wochenschr.
    1903. S. 843.
Westenhöffer, Bericht über die Tätigkeit des Pathologisch-anatomischen
    Instituts der Universität Santiago de Chile in den Jahren 1908 und
    1909. Berliner klin. Wochenschr. 1911. Nr. 23.
— Über die Wege der tuberkulösen Infektion im kindlichen Körper.
    Berl. klin. Wochenschr. 1904.
Wiedersheim, Der Bau des Menschen als Zeugnis für seine Ver-
    gangenheit. Freiburg-Leipzig 1893.
Wolff, Die hämatogene Verbreitung der Tuberkulose und die Dispo-
    sition bei Tuberkulose. Beitr. z. Klinik d. Tuberkulose. **25**. Heft 1.
    1912
Wolff, Max, Diskussion zu dem Vortrage von v. Hansemann „Über
    Fütterungstuberkulose". Berliner klin. Wochenschr. 1905. S. 175.
Wood, The importance of the upper respiratory tract etc. IV. ann.
    report of the Henry Phipps inst. Philadelphia 1908.
Wrzosek, De la pénétration des microorganismes de l'appareil digestif
    dans les organes internes à l'état normal. Arch. pol. des sc. biol. et
    med. 2. 1905.